GURÚ DEL PLACER

Cómo Dar Placer Inolvidable a Mujeres Durante el Sexo para que Jamás te Borren de sus Mentes

ALEXIS ROMERO

© **Copyright 2022 – Alexis Romero - Todos los derechos reservados.**

Este documento está orientado a proporcionar información exacta y confiable con respecto al tema tratado. La publicación se vende con la idea de que el editor no tiene la obligación de prestar servicios oficialmente autorizados o de otro modo calificados. Si es necesario un consejo legal o profesional, se debe consultar con un individuo practicado en la profesión.

- Tomado de una Declaración de Principios que fue aceptada y aprobada por unanimidad por un Comité del Colegio de Abogados de Estados Unidos y un Comité de Editores y Asociaciones.

De ninguna manera es legal reproducir, duplicar o transmitir cualquier parte de este documento en forma electrónica o impresa.

La grabación de esta publicación está estrictamente prohibida y no se permite el almacenamiento de este documento a menos que cuente con el permiso por escrito del editor. Todos los derechos reservados.

La información provista en este documento es considerada veraz y coherente, en el sentido de que cualquier responsabilidad, en términos de falta de atención o de otro tipo, por el uso o abuso de cualquier política, proceso o dirección contenida en el mismo, es responsabilidad absoluta y exclusiva del lector receptor. Bajo ninguna circunstancia se responsabilizará legalmente al editor por cualquier reparación, daño o pérdida monetaria como consecuencia de la información contenida en este documento, ya sea directa o indirectamente.

Los autores respectivos poseen todos los derechos de autor que no pertenecen al editor.

La información contenida en este documento se ofrece únicamente con fines informativos, y es universal como tal. La presentación de la información se realiza sin contrato y sin ningún tipo de garantía endosada.

El uso de marcas comerciales en este documento carece de consentimiento, y la publicación de la marca comercial no tiene ni el permiso ni el respaldo del propietario de la misma.

Todas las marcas comerciales dentro de este libro se usan solo para fines de aclaración y pertenecen a sus propietarios, quienes no están relacionados con este documento.

Índice

Introducción — vii

1. Conociendo el orgasmo — 1
2. La importancia del juego previo y las zonas erógenas — 7
3. Anatomía — 21
4. Puntos orgásmicos — 37
5. Sagacidad con las manos — 55
6. Sexo oral — 63
7. Penetración — 85
8. Éxtasis mental — 97
9. Fetichismo, juguetes y demás — 107
10. Un amante excelente — 137
11. Errores y mitología — 147

Conclusión — 165

Introducción

Ninguna persona, ya sea hombre o mujer, nace siendo bueno en el sexo. Hay muchos hombres que no se preocupan por mejorar cuando se trata de una relación sexual con su pareja, solamente se atienen a complacerse ellos mismos. Y existen otros tantos más de los que crees, que desafortunadamente, son los que han hecho mala fama de que los hombres son egoístas cuando se trata del acto sexual.

Si quieres satisfacer a tu pareja, es probable que pienses que la pornografía sería todo lo que necesitabas para hacerlo. Todas esas cosas eróticas que encuentras en internet hoy en día, hacen que el sexo se vea como algo sencillo.

Unas investigaciones recientes lograron demostrar que los hombres que se comportan de una manera egoísta o negativa en el sexo se deben a que consumen mucho el contenido pornográfico, el cual propone al sexo como una actividad robótica y hasta cierto punto, violenta.

Ninguna mujer va a sentirse satisfecha con ese proceder. Asimismo, la pornografía quiere hacer ver que esos movimientos robóticos son suficientes para hacer sentir placer a una mujer.

Es por esto que los hombres tienen demasiados problemas en los encuentros sexuales de la vida real. Todos pensamos y creemos que una mujer tendrá un orgasmo con unos cuantos movimientos y con eso bastará. Existen mejores maneras de sentir placer, tanto para el hombre como para la mujer. Las relaciones coitales en la realidad no son exageradas y los orgasmos no suelen ser del todo mecánicos. La verdad es que se requiere práctica para ser asombroso en el sexo, hace falta mucha paciencia y una buena metodología para que ambos terminen más que satisfechos.

Se trata de construir el momento, crear la expectativa y conseguir el deleite. El coito es un momento de diversión y gozo mutuo. Si te empeñas en eso, lograrás que cualquier mujer con la que estés practicando sexo posea un orgasmo y tú logres complacerte consecuentemente.

El clímax femenino es considerado como un misterio y un reto para los caballeros, pero en este libro vas a descubrir que no es un secreto. Vamos a platicar de cómo puedes hacer que una mujer culmine en la vida real.

En estos tiempos podemos deshacernos de todos los estigmas y tabúes que giran en torno al sexo, ya no estamos obligados a guardar silencio y aguardar a que una persona mayor nos tenga que explicar o simplemente, quedarnos en la ignorancia. Hoy en día, podemos gozar del sexo tal cual lo queremos, no como se supone que 'deberíamos' hacerlo. Ambos pueden lograr el máximo deleite cuando existe una comunicación y consentimiento.

Lamentablemente, todavía pervive un poco del secretismo y de los dogmas acerca del sexo, por lo que no todas las personas tienen conocimiento sobre cómo funcionan los cuerpos masculino y femenino. Las mujeres antes solían mantenerse calladas, sin manifestar lo que querían y lo que les agradaba, así como a los hombres se les instruía a conseguir lo que quisieran, aunque significara hacerlo a la fuerza. Hoy en día podemos eliminar todas esas enseñanzas anticuadas y hacer que tanto hombres como mujeres practiquemos relaciones sexuales increíbles y a nuestro gusto.

En este libro te voy a explicar las claves para dar placer a tu pareja femenina. Vamos a analizar la anatomía y el aspecto emocional del orgasmo, también como todo el aspecto social del que está rodeado.

Platicaremos de algunas de las técnicas más conocidas y, por último, hablaremos de algunos mitos sobre el placer sexual femenino. Hacia el final de este libro, lograrás saber generar esos gemidos auténticos de éxtasis, la prueba de tu maravillosa habilidad en la práctica sexual.

Empezaremos con lo más básico, las definiciones y la anatomía.

1

Conociendo el orgasmo

El orgasmo, forma parte de un proceso biológico y natural, que en teoría debería ser sencillo de explicar, el problema radica en que, por la falta de información adecuada (la pornografía no es una fuente confiable), muchos llegan a pensar que el orgasmo en una mujer es cuando ésta pierde el control, grita y tiembla en éxtasis.

En la realidad no sucede así, ya que cada mujer es diferente. El orgasmo es un proceso individual que ocurre de muchas formas en hombres y mujeres. Es dependiente de las necesidades físicas y emocionales, al igual que el momento preciso que vive cada uno en la interacción. Se puede conceptualizar entonces como el clímax sexual y la liberación de la excitación sexual acumulada en el ciclo de la respuesta sexual humana.

. . .

Hay algunas reacciones físicas que son de esperarse cuando una persona posee un orgasmo. Hombres y mujeres tienen procesos químicos similares cuando tienen un orgasmo real y honesto. Una de ellas es la sensación de euforia, de contracción o pulsaciones en los genitales, tal vez hasta en todo el cuerpo, los músculos comienzan a flexionarse y relajarse.

También sienten ondulaciones auditivas (es decir, los gemidos que tanto queremos escuchar).

El orgasmo femenino es más complejo que el del hombre por varias razones. La mujer puede experimentar múltiples orgasmos porque su periodo de espera es inexistente, contrario al del hombre entre las eyaculaciones. En promedio, el orgasmo de una mujer puede durar veinte segundos más que el del hombre, y, durante ese momento, la vagina, el útero y el ano sufren contracciones.

Si llegas a percibir que una mujer se sonroja, es normal, ya que el flujo sanguíneo aumenta.

. . .

El clítoris se pone tenso y la vagina se humedece o "moja" durante la excitación previa y en el clímax.

Otros cambios físicos que se pueden observar son el oscurecimiento de los labios menores y que el clítoris se retrae dentro de su prepucio o capuchón. La vagina se tensa durante el orgasmo, aunque también llega a tener contracciones y se dilata a lo largo.

Algo que sí es muy sabido, es que el orgasmo ocurre de forma involuntaria. El cuerpo sufre espasmos de forma inconsciente y experimenta todas estas sensaciones después de una estimulación abrumadora en los cinco sentidos. A pesar de que suceda así, aunque sea una excitación excesiva, las mujeres necesitan sentirse cómodas para llegar a ese punto. Claro que es instintivo, pero la mujer debe estar consciente de su estado relajado y a gusto con la situación para que su mente y su cuerpo se conecten con el gozo. Si no se consiguen estos requisitos, es poco probable que la fémina llegue a obtener un orgasmo.

. . .

Esta es la parte que muchos no entienden porque se dejan llevar por lo que miran en la pornografía, en especial lo que tienen que ver con el BDSM (bondage, disciplina, dominación, sumisión, sadismo y masoquismo) mal representado. Hay mujeres a las que les atrae el BDSM, pero hace falta cultivarse en el tema para no ocasionar errores que puedan ser perjudiciales para su bienestar físico, mental y emocional.

Lo más relevante del asunto, es que tiene que darse de manera consensual, si ella no quiere que pase, no va a pasar. Jamás deberías obligar a una mujer (u hombre, según sea el caso) a hacer algo que no desee.

Ningún hombre debería forzar a una mujer a llegar al orgasmo si ella no quiere, no importa si eres el sujeto más atractivo y con dinero del mundo. Un orgasmo es una experiencia del plano físico y mental, por lo que la mujer debe sentirse inmersa completamente en la experiencia erótica para que llegue a ocurrir el orgasmo. Incluso si lograrás obligar el orgasmo, será de un nivel decepcionante, por lo que no vale el esfuerzo hacerla sufrir por eso.

. . .

Esto es otra cosa que tienes que saber: hay diferentes niveles de culminación. Cada orgasmo es diferente según su poder, su volumen o su entusiasmo.

Así como los hombres pueden tener estimulaciones nada especiales o eyaculaciones aburridas con nula emoción, también las mujeres pueden tener orgasmos débiles y nada espectaculares. En estos casos, el problema que se observa es la inexistencia de compromiso de las dos partes para que la experiencia tenga por resultado un momento memorable.

Según investigaciones de la Universidad de Indiana, las mujeres heterosexuales solamente logran conseguir el orgasmo un 63% de las veces, mientras que los hombres lo aseguran un 85% y las mujeres lesbianas un 75%.

Aprende a escuchar y poner atención a lo que tu pareja quiere y lo que le gusta o no. También puedes cuestionarla en caso de que veas que tiene incomodidad y no te está expresando las cosas. La sociedad y cultura han enseñado a las mujeres a no decir lo que quieren disfrutar en el sexo, así que puedes alentarla para que te diga qué hacer o si quiere intentar algo nuevo.

. . .

Ya que el orgasmo es la liberación de la excitación sexual acumulada, se necesita que se acumule algo de tensión física y mental para que cuando llegue el clímax final valga la pena. Por eso es recomendable que pasen más tiempo en el juego previo y en el periodo de excitación para que puedan tener un orgasmo más intenso. Escuchen lo que su pareja quiere, lo que le gusta y lo que no. Sólo comunicándose van a llegar a una interacción donde los dos disfruten y culminen al máximo.

Ahora que ya sabes lo que es un orgasmo y qué es lo que se puede esperar y buscar en un encuentro sexual, vamos a tocar el tema sobre qué es lo que produce un orgasmo.

2

La importancia del juego previo y las zonas erógenas

DE FORMA GENERAL, en occidente los hombres no se preocupaban mucho por el placer femenino hasta muy recientemente. En el siglo XIX e inicios del XX, se tenía la idea de que las mujeres padecían de una enfermedad llamada histeria femenina, cuando en realidad es que estaban sexualmente insatisfechas. El tratamiento era el paroxismo histérico, una estimulación manual y automática de los genitales femeninos. Como dato curioso, después de ese descubrimiento médico fue que se inventó el primer vibrador, ya que era un instrumento que se utilizaba para curar esta histeria, o sea, para lograr estimular el clítoris. Desde entonces se fabrican diversidad y conjuntos de modelos y alternativas para que puedas aprovechar en tus encuentros sexuales.

. . .

Y así fue como los hombres aprendieron a dar placer a una mujer desde el contexto médico. Poco después, descubrieron que la vagina posee muchas terminaciones nerviosas, al igual que el pene, y que hacía falta una estimulación de forma constante en estas partes sexuales para llegar al clímax, ya que la penetración no era suficiente.

El penetrar solamente estimula una zona erógena, así como los labios menores y el interior de la entrada de la pared vaginal.

Sin embargo, la entrada a la vagina no es de las actividades erógenas más intensas que puedes hacer con el cuerpo femenino. Por eso, si se acude directa y primeramente a la penetración rítmica, como se suele apreciar en la pornografía, no va a ser eficiente para conseguir que la mujer termine. Puede ser que sea placentero, pero no es suficiente. Lo mejor que puedes hacer es aprender cuáles son las zonas erógenas y cómo estimularlas en el juego previo.

Si extiendes más tiempo el juego que precede a la penetración, podrás lograr que tu pareja tenga al menos un orgasmo sólo por dicho juego previo, luego puedes continuar con la penetración.

Esto también puede ayudar a evitar la eyaculación prematura y hacer que una mujer se sienta más excitada y prepare su cuerpo para una gran descarga de excitación sexual en el orgasmo. Si llegas a conseguir el orgasmo por el juego previo, es todavía considerado como parte de la energía sexual que se acumula para tener un orgasmo más grande cuando llegue el momento de la penetración.

No hay una sola desventaja si el juego que le antecede se extiende por largos minutos o hasta horas, claro, si a ella le está gustando lo que haces.

Zonas erógenas

Aquí es donde se vuelve útil conocer las zonas erógenas. Las mujeres tienen muchos sitios en su cuerpo donde puedes estimular de forma efectiva. Si quieres que ella se vuelva loca cuando está contigo en la cama, es mejor que pruebes con estas zonas.

- El cuero cabelludo

El cuero cabelludo y los folículos del cabello son bastantes sensibles en las mujeres. Por eso se dice que los mejores besadores son aquellos que usan las manos.

Intentan darle un masaje, peinarla con tus dedos o simplemente pasar la mano por el cabello mientras se besan o antes.

- La boca

La boca no solamente es para besar, gritar o chupar. Toda ella junto con los labios y la lengua, son centros de placer que puedes estimular mientras succionas, lames o tocas. Ocupa más tiempo besando y acariciando su lengua con la tuya. Algo que se siente muy bien es si logras llegar al punto sensible detrás y arriba de su labio superior.

- El cuello

El frente, los lados y atrás del cuello, las clavículas y la nuca son parte de una zona erógena muy sensible que casi siempre viene antes de pasar a segunda base. Si logras darte cuenta que tu pareja es muy sensible cuando le besas o tocas el cuello, no te apresures. Mejor intenta quedarte más tiempo jugando con su cuello.

Si ella ya está excitada lo suficiente como para dejar que toques sus pechos o sus genitales sólo con besarse, imagina la respuesta que obtendrás al besar y darle caricias a su cuello.

Inclusive hay algunas mujeres que gustan y les excita de que las muerdan con delicadeza y les dejen un chupetón.

- Las orejas

Las orejas son puntos muy sensibles, en especial, el lóbulo de la oreja. No subestimes el poder de un susurro erótico. Susurra algo sexy en su oído. Luego puedes lamer, acariciar, besar o morder de forma suave el lóbulo de la oreja o la parte de atrás. Es muy difícil no excitarse cuando eso pasa, ya que las orejas están conectadas al canal auditivo, el cual está ligado a las emociones.

- Los pechos

El pezón y la zona circundante de la areola tienen muchas terminaciones nerviosas, son tan perceptivos que algunas mujeres pueden conseguir un orgasmo con la simple estimulación de los pechos. La razón por la cual son muy susceptibles que otras partes del cuerpo puede ser por unos pequeños vellos que se encuentran alrededor de la areola o porque tiene un músculo suave y tejido de conducto glandular que previene el desarrollo de las redes nerviosas normales de la piel. Esto último está presente en zonas erógenas menos explosivas.

Igual producen oxitocina y prolactina después de que son estimulados, lo que luego afecta a los genitales.

Aumenta la cantidad de juego previo en los pechos y pasa más tiempo besando, chupando, mordiendo suavemente, acariciando y apretando los pezones y la areola. No olvides jugar con los pechos y la piel, dale tu atención a todo su cuerpo. Juega con ella para comenzar tocando los pechos y déjala esperando la estimulación del pezón.

. . .

Puedes empezar despacio y suave mientras la tocas y acaricias, y luego puedes aumentar la presión un poco.

- El estómago

El estómago, el abdomen y el ombligo son áreas muy receptivas ya que están cerca del hueso púbico. No es por nada que los antiguos taoístas hayan glorificado esta zona como la región "yoni", la esencia del espíritu femenino. Puedes pasar tiempo lamiendo, tocando y acariciando el vientre de tu pareja. Antes de llegar a la zona de los genitales, trata a su estómago como un tesoro preciado. Toca su ombligo con tu lengua o los dedos. Algunas mujeres dicen que pueden sentir un extremo y repentino placer que recorre lo largo de su columna vertebral cuando su ombligo es estimulado.

- El coxis

Es mucho más probable que una mujer promedio encuentre más excitante la estimulación de su coxis que el sexo anal. Después lo vamos a detallar mejor, pero te adelanto que la cavidad anal no tiene terminaciones nerviosas, excepto por ciertas zonas dentro de la vagina que pueden influir de forma indirecta. Por lo tanto, la única estimulación nerviosa directa más allá de la vagina sería el contacto indirecto cerca de la zona del coxis.

Aquí puedes acariciar, besar o estimularlo. Está ubicado justo arriba del ano, cerca de la base de la espina y justo debajo de la parte superior donde se dividen las nalgas. El dedo medio puede acceder a esta zona al curvarse siguiendo su forma natural.

- Los brazos

Algunas mujeres han mencionado que han llegado al orgasmo cuando son acariciadas en el codo. Esto se debe a la piel suave en la parte interior de los brazos, en especial alrededor del doblez de éste, ya que es una zona erógena. Puedes usar tus dedos o lengua para acariciar la parte interna del codo de tu pareja, empezando despacio y poco a poco aumentar la presión, al igual que lo harías con los genitales.

Aunque es complejo conseguir un orgasmo solamente con esta zona, sí puede servir para comenzar la excitación del clítoris o la vagina.

- Dedos

Las puntas de los dedos tienen terminaciones nerviosas y son sumamente sensibles a los roces ligeros. Son considerados la segunda parte más sensitiva después de la lengua.

Practica tocar a tu pareja mientras experimentas con diferentes tipos de lamidas, caricias y besos. Ve desde la punta hasta la palma de la mano, la parte de atrás de la mano e incluso la piel entre los dedos.

- Pies

La adoración de los pies no es necesariamente un fetiche si consideramos la cantidad de terminaciones nerviosas que hay solamente en la planta del pie y en sus dedos.

Hay algunas personas que afirman que estimular los pies logra un efecto muy similar en el cerebro cuando los genitales son estimulados.

Esto puede explicar porque algunas mujeres se excitan cuando les chupan los dedos de los pies, los lamen o igual cuando besan la parte superior.

Intenta besar y acariciar su pie antes de seguir subiendo a los tobillos, las piernas y luego los muslos, así conseguirás un masaje completo lleno de caricias sensuales.

- Otras partes

Por supuesto que hay muchas otras tantas partes del cuerpo en una mujer que pueden pasar desapercibidos. En vez de pensar que solamente las zonas erógenas merecen atención puedes intentar experimentar tocando, masajeando, acariciar, lamer o besar otras partes. Algunas mujeres adoran cuando les dan masajes en los hombros o la espalda. Algunos fetiches, como lamer la axila o tener sexo anal, pueden ser algo excitante, es cuestión de que explores con tu pareja y conozcas más sobre lo que le agrada.

Qué sí debes de hacer

Es importante la comunicación en pareja antes y durante el juego previo al sexo.

. . .

Pueden hablar sobre lo que les llama la atención o puedes sólo hacerlo para ver su reacción. Por ejemplo, si empieza a respirar agitadamente o gemir durante un masaje en los hombros o besarla en la nuca, entonces es una señal positiva de que puedes continuar con lo mismo. El silencio y mucha risa puede significar que no está funcionando y es tiempo de intentar otra cosa. Es cuestión de prestar atención y escuchar al cuerpo de tu pareja. Aliéntala a que exprese sus gustos y atiende lo que dice, esa es la mejor manera de excitar a cualquier mujer, aun con sus diferencias, porque ambos sabrán lo que quiere su pareja.

Aprende a amar el cuerpo de una mujer. Deja de enfocarte simplemente en volverte un mejor amante. Toma tu tiempo para explorar su cuerpo y evita toda la parte de los genitales hasta que hayas recorrido todas sus curvas. Puedes empezar la estimulación incluso antes de quitarse la ropa y puedes aprovechar el recorrido mientras la desprendes de sus atuendos. Para ti, el placer se concentra en el pene, pero para ellas el placer puede encontrarse en cualquier parte de su cuerpo y no depender de la penetración con un pene. Después tocaremos el tema de los juguetes sexuales.

. . .

En el sexo tántrico y en la concentración de sensaciones, un tipo de terapia sexual influenciada por el Tantra, se les enseña a los amantes a no tratar de hacer que el otro llegue al orgasmo y evitar tocar los genitales, ya que esto crea la presión de tener sexo, un orgasmo y terminar en tiempo récord. Mejor puedes intentar olvidar tu objetivo del orgasmo por completo y trata de aprender lo que una mujer de verdad piensa que le excita y qué sensaciones quiere experimentar.

No tener la presión del orgasmo significa que no tienes la preocupación por una reacción orgásmica. Eso los va a obligar a ponerse creativos y divertirse con las partes no sexuales del cuerpo de la pareja, es sencillamente disfrutar el momento y las sensaciones que se están creando, las variaciones sutiles del tacto, las emociones y la construcción gradual de la anticipación sexual.

Cuando un hombre se toma el tiempo de aprender y amar el cuerpo de una mujer, eventualmente ella le va a rogar para que la lleve al clímax. Si has realizado de forma exitosa tu trabajo en el juego previo, te encuentras en un buen lugar y estarás listo para subir un poco más de nivel y estimular sus genitales.

. . .

Ahora llegaremos al meollo del asunto. Es normal pensar que todo juego previo nos conduce directamente a la estimulación de la vagina y el clítoris.

La realidad es que no todas las mujeres van a tener un orgasmo con el juego previo y, aun si lo hicieran, la mayoría va a querer un orgasmo más fuerte al estimular su clítoris o su vagina. Ellas te dirán que hay una diferencia de intensidad en cada uno de ellos, es cuestión de preguntarle a tu pareja.

No tienes que hacerlo todo tú si no te agrada la idea, existen mujeres a las que les gusta estimular a su pareja o mostrarles cómo se tocan. Así puedes aprender lo que a cada una de tus parejas les gusta y tampoco tienes por qué ser el macho que se encuentra a cargo de todo y tiene absoluto control sin preguntar.

Es muy importante que conozcas la anatomía de la vagina, así como las distintas concentraciones nerviosas que hay en ella. Es algo sencillo para que puedas satisfacer al máximo a tu pareja femenina.

3

Anatomía

ANTES DE EMPEZAR con los consejos para brindarle placer a los genitales de tu pareja femenina, tienes que saber acerca de las partes que conforman esa zona para localizarlas de forma correcta. Para una mujer, el placer no se encuentra únicamente en la penetración, ya que hay muchas fuentes que pueden otorgar dicho placer. Podrás encontrar estas zonas de satisfacción adentro y afuera de la vagina, así que el tan famoso clítoris no es el único que puede ayudarte a complacer a tu pareja.

Las mujeres tienen más de un orificio en la zona reproductora, tienen la entrada a la vagina y la uretra. Hay que distinguir al clítoris de la uretra, a pesar de que se encuentre muy cerca. El clítoris es un órgano sexual femenino que existe únicamente con el propósito de generar placer.

La vagina

La vagina es el órgano que antecede al útero (donde gesta el bebé) y cuya entrada es la más visible en la vulva. Está por debajo del clítoris y de la uretra, y arriba del perineo y el ano. La vagina es una parte sumamente divertida en las relaciones sexuales, ya que pueden pasar diversidad de cosas a través de ella. Un detalle a señalar es que la vagina se limpia sola y tiene un pH muy delicado, así que solamente requiere de un lubricante a base de agua en esa zona y no de ninguna otra sustancia, ya que éstas podrían generar infecciones. Si van a tener relaciones en el agua, es mejor usar lubricante de silicona, ya que este material no se diluye en el agua. Cualquier otro líquido, incluso el jabón no neutro o las duchas vaginales, pueden causar una desestabilización de la acidez de la vagina y ocasionar infecciones.

La vagina no tiene mucha amplitud a lo largo, aunque posee una elasticidad para adquirir diferentes formas y tamaños, ya que su función anatómica es servir como canal de parto. En su estado normal, su largo es de unos 10 cm.

Cerca de la apertura vaginal y uretral están los labios en ambos lados.

Los labios internos o menores son como unas solapas o pellejos protectores de piel, carnosos y lubricados, que pueden variar en tamaño, color y forma según la mujer.

Los pliegues principales y más grandes son los labios mayores. En ellos puede crecer vello púbico, ya que el tipo de piel aquí es más asemejada a la del resto del cuerpo, pero sigue teniendo sensibilidad. La función de los labios mayores y menores es proteger a las partes íntimas de la suciedad, bacterias y cualquier daño físico, así como también ayudan a lubricar.

Los errores más comunes que cometen los hombres en las relaciones sexuales son los siguientes:

- Obsesionarse con una sola maniobra o técnica hasta que la mujer se venga, por lo

general, esto no llega a suceder, así que el hombre se queda sin ideas.
- Creer que ellas van a conseguir el placer solamente con la penetración del pene masculino.
- Imitar a las películas pornográficas y creer que todo será similar. Como ya hemos mencionado, la pornografía no es un buen reflejo de la realidad.
- Estar demasiado enfocado en la meta, por lo que ignora la flexibilidad y curiosidad por intentar otras cosas.
- No entender la anatomía de la mujer (ni la propia, en ocasiones) por lo que no sabe qué partes estimular.
- No sabe estimular cada parte de los genitales femeninos, por lo que puede incomodar y a veces lastimar a su pareja.

Por eso es recomendable que no te enfoques nada más en su vagina a la hora del juego previo, puedes conseguir que se moje estimulando otras zonas de su cuerpo.

. . .

En sus genitales puedes estimular el clítoris, los labios mayores y menores, y la vagina con tus dedos, los labios o la lengua. Entre más juegues con sus genitales antes de penetrarla, si es que le gusta, conseguirás que se humedezca y será más sencillo la hora del coito. Entre más excitada y mojada esté, lograrás que obtenga un buen orgasmo, en especial si ya está sensible después de un orgasmo provocado por el juego previo.

Al igual que como hablamos anteriormente sobre el juego previo en las demás partes del cuerpo éste debe ser lento y despacio para disfrutarlo juntos, lo mismo funciona cuando tocas la zona genital, y debes ponerle una atención equivalente a cada parte.

De hecho, algunos estudios demuestran que la vagina, aparte de las paredes de entrada y los labios interiores, no es tan sensible como el clítoris. La parte que se encuentra más cerca a la entrada, es la que tiene más terminaciones nerviosas, lo que significa que tiene mayor potencial para el orgasmo. Por su parte, las dos terceras partes restantes del canal vaginal, las del interior, no son tan sensitivas. Por desgracia, muchos hombres creen que esa es la parte que quieren "coger duro", "destruir", "embestir" o cualquier palabra pornográfica que implique dar golpes duros. Pero por lo que ya conocemos sobre las terminaciones nerviosas, eso sería simplemente, energía desperdiciada.

Aunque no logres un orgasmo al estimular esta zona, puede ser de gran ayuda para seguir estimulándola y excitarla, así para generar más humedad ella sola y se lubrique.

Puede ser tu antesala que dará paso a la estimulación del clítoris.

El clítoris

El clítoris es, sin duda alguna, la parte más erógena de los genitales de la mujer. Es una protuberancia que sobresale en la parte superior de la vulva. Está ubicada debajo del monte de venus o monte púbico (donde crece el vello), cerca de la zona frontal de los labios menores o labios internos.

. . .

Se encuentra arriba de la uretra, la que se usa para orinar. Es la parte más sensible del cuerpo femenino y la única parte que se usa solamente para estimularla sexualmente.

Del clítoris solamente podemos ver una parte, ya que es un órgano que se adentra en el cuerpo de la mujer. En total, todo ese órgano mide de 9 a 11 cm. La punta del clítoris, la parte exterior y visible, se llama glande, mide alrededor de 1 cm y está cubierto total o parcialmente por un pequeño capuchón o prepucio que sirve para protegerlo.

Algunas mujeres son tan sensibles que pueden llegar a sentir dolor si retiras el capuchón y estimulas de forma directa el clítoris, por eso lo recomendable sería preguntar antes si a tu pareja le agrada lo que haces u observar sus reacciones con atención.

Así como en los hombres, cada glande tiene su forma única dependiendo de la mujer.

. . .

Así que no deberías burlarte o criticar a una mujer por la forma de sus partes íntimas.

Lo mismo se puede decir de sus labios mayores y menores. Cualquier comentario que se emita de forma crítica podría causarle inseguridad e incomodidad, evitando que disfrute plenamente del momento.

En esta zona se concentran una gran cantidad de terminaciones nerviosas, por lo que es una región muy sensitiva frente a cualquier tipo de contacto, en especial el glande. El glande femenino tiene más recepción nerviosa que el pene masculino, lo que beneficia a la mujer para sentir placer. Toda esa zona se llena de sangre cuando la mujer se excita y al igual que pasa con el hombre, el glande adquiere una erección y aumenta su sensibilidad.

Como dato curioso, en la naturaleza, empieza como un "tubérculo genital" y luego se desarrolla para convertirse en un pene o en un clítoris, dependiendo del sexo biológico de la persona. Así que el clítoris viene a ser el equivalente femenino al pene, por eso sería bastante ilógico no incluir un orgasmo en él como parte del juego previo y hasta su estimulación durante la penetración.

El clítoris, más o menos, posee el tamaño de un chícharo y se cree que tiene alrededor de unas ocho mil terminaciones nerviosas. En este punto, ya sabes las formas en las que puedes estimular el clítoris, ya sea tocándolo, lamerlo, besarlo, chuparlo o induciéndolo con un dildo o vibrador.

Sin embargo, lo ideal sería que investigaras con tu pareja lo que a ella le guste para que la dejes satisfecha y a gusto.

A pesar de que las redes sociales, el internet, las películas y las series de televisión hayan abordado demasiado el tema sobre la existencia del clítoris, muchos hombres todavía no comprenden de forma correcta que éste está relacionado directamente con la experiencia orgásmica total de una mujer. Sigmund Freud mencionó alguna vez que el orgasmo clitoriano era inmaduro y el vaginal correspondía a una mujer más madura.

. . .

Aunque se aproximaba a algo interesante relacionado con el orgasmo del punto G, que pronto explicaremos, Freud desconocía que el clítoris funciona como la pieza central del cuerpo de una mujer. A pesar de conseguir un orgasmo del punto G o del punto A, todo recae en las terminaciones nerviosas que llegan al clítoris.

La uretra

Justamente debajo del clítoris, se encuentra un orificio, esa es la entrada de la uretra. No puedes hacer mucho con ese agujero, aunque puede ser placentero estimularlo con un poco de sexo oral, como veremos a la hora de explicar el punto U. No intentes meter nada ahí, ya que podrías lastimarla y sería muy doloroso.

En un encuentro sexual, solamente realizar embestidas como interacción no vale la pena, así que te puedo decir que vale la pena realizar una exploración de la vagina mientras sigues estimulando el clítoris. En vez de sólo entrar y salir, aprende cuáles son y dónde están las zonas erógenas que se encuentran dentro de la vagina, es decir, el clítoris, el punto G, el punto A, el punto U y el punto P.

. . .

Es muy probable que estés pensando que son muchos más puntos de los que imaginabas, ya que es poco hablado de estas zonas erógenas en la mujer. Pero, no te preocupes, lo bueno es que vas a conocerlos hoy. Ellos pueden ser estimulados mediante tu lengua, los dedos, el pene o hasta un juguete sexual.

Ahora vamos a explicar brevemente cada uno de ellos, ya que más adelante los explicaremos a fondo.

El punto G

El punto G, o punto Grafenberg, se puede encontrar a la parte acanalada y más dura del tejido vaginal que se localiza en la pared frontal de la vagina, más o menos de 5 a 7 cm adentro. A veces se le compara con el paladar o la parte más sensible del labio del que ya hablamos previamente. Se siente como una esponja cuando la mujer está a punto de tener un orgasmo. Este punto es el que se relaciona con la eyaculación femenina o squirting, del que se abordará después.

. . .

No todas las personas creen que existe el punto G. Aunque haya terminaciones nerviosas en ese lugar, muchos creen que se debe a que es una extensión del clítoris.

El punto A

Este se refiere al fórnix anterior que se ubica en la misma pared frontal donde está el punto G, pero a unos 6 cm más adentro. El punto A se encuentra cerca del cérvix, lo cual nos posiciona muy adentro como para alcanzarlo y puede ocasionar dolor. El truco está en encontrar el punto A justo antes de encontrar el cérvix. El punto A también se le relaciona con la eyaculación femenina, ya que se piensa que es un tipo de "próstata degenerada" y también se dice que activa la vejiga de la mujer. La estimulación del punto A se recomienda cuando existe resequedad vaginal, ya que a veces proporciona lubricación en la vagina.

El punto U

El punto U no suele ser mencionado en la educación sexual, porque denota una idea fetichista que apenas ahora se está volviendo habitual. No se refiera a la uretra misma, la que se usa para orinar, sino al tejido que está justo arriba, entre el clítoris y la uretra.

Sin embargo, la sensación que puede producir placer aquí, puede llegar a ocasionar la abertura de la uretra, además del tejido. Si se toca, lame o golpetea de forma suave aquí en ocasiones puede aumentar la excitación y provocar una especie de mini orgasmo del punto U.

El punto P y el punto profundo

Estas dos partes son quizás las zonas erógenas más controversiales, debido que es muy posible que sean las únicas estimulaciones anales basadas en datos científicos, además del área del coxis que ya dijimos. El punto P es el fórnix posterior y es opuesto al punto A, pero después del cérvix. Se supone que sólo se puede llegar con los dedos, en ciertas posiciones sexuales o con juguetes.

. . .

Mientras tanto, el punto profundo, o bolsa rectouterina, o cul-de-sac como también se le conoce, es el segmento de la piel que se encuentra entre el recto y el posterior. La única forma de alcanzarlo es a través de una penetración vaginal profunda o quizás de una forma más indirecta, con una penetración anal. Esto podría explicar por qué algunas mujeres poseen orgasmos anales, a pesar de que el consenso, hasta ahora, es que los orgasmos de este tipo son mentalmente inducidos.

Otra manera de llegar a este punto es con el dedo medio pero volteado, al revés de cómo se haría para llegar al punto G. Al empujar hacia abajo puedes activar el punto profundo y desencadenar algo que se siente como un orgasmo anal a partir de la presión vaginal profunda.

Luego tenemos lo que es el dilema para muchos hombres. Comprenden la anatomía o, al menos, son capaces de aprender donde está cada parte.

El problema radica en que no saben estimular de forma adecuada el cuerpo de una mujer o estos puntos de presión.

. . .

El resultado puede ser vergonzoso, estresante y nada sexy.

Tratar de hacer que una mujer sienta algo cuando en realidad no sabes cómo realizarlo. Por eso, en el siguiente capítulo, te voy a explicar unas cuantas técnicas que pueden beneficiarte y ayudarte a localizar estos puntos para conseguir esa excitación y liberación orgásmica.

4

Puntos orgásmicos

Punto G

EXISTEN muchos mitos alrededor del punto G por la duda sobre su existencia. Es un tema controversial lo que se debate al día de hoy, ya que hay mujeres que dicen no tenerlo y hay profesionales e investigadores que afirman que no tiene existencia ya que es una extensión del clítoris. Los argumentos en torno a esto es que simplemente es un mito, que en realidad son clímax mentales, que forma parte del extremo final del clítoris o que sí hay terminaciones nerviosas, pero que no hay tal cosa como la eyaculación femenina y es solamente orina.

. . .

Por supuesto, igual hay sexólogos que creen en la existencia del punto G, y más importante, hay muchos testimonios de mujeres que dicen haberlo experimentado.

Así pues, te puedo afirmar que una mujer no debería sentirse con la obligación de sentir un orgasmo de este tipo, no debes preocuparte y no la presiones si no lo siente así. Puedes intentar buscarlo, experimentar y ver si siente algo. No habrá ningún problema si tu pareja no puede lograr sentirlo u obtener una eyaculación femenina. Hay muchas otras zonas con las que pueden jugar.

Como mencioné antes, el punto G es, de forma hipotética, un centro de terminaciones nerviosas que parecen estar aparte del clítoris, pero que al final, se encuentran conectados de alguna manera. Sigmund Freud creía que los orgasmos vaginales eran "maduros" y de cierta forma se encontraba en lo correcto. Al hacer una estimulación en el punto G se obtiene un orgasmo diferente al que sentirías solamente al jugar con el clítoris, por ejemplo. La mayoría de las mujeres afirman que se siente en todo el cuerpo y que también les ayuda a tener orgasmos múltiples, mientras que el orgasmo del clítoris requiere un periodo de espera, ya que éste es demasiado sensible.

. . .

Respecto a la eyaculación femenina o squirt, las investigaciones están divididas en si es solamente orina, o algún tipo de fluido femenino proveniente de la próstata que se encuentra en la glándula parauretral o si es orina vieja que ha sido mezclada con diferentes cosas.

Sin importar la respuesta, tú como hombre puedes contribuir a que tu pareja femenina se sienta tranquila respecto del orgasmo del punto G y la eyaculación femenina, dile que es natural, no hay por qué avergonzarse y que quieres experimentarlo a su lado.

Si ambos están dispuestos a intentarlo, empieza penetrándola con tu lengua, mientras abarcas igual su clítoris y entra en su vagina mientras pruebas sus fluidos. Esto la ayudará a venirse, en especial si te concentras en la parte más cercana a la entrada, donde existen más terminaciones nerviosas. Entre más orgasmos tenga desde antes, estará más susceptible a tener un orgasmo en el punto G.

. . .

Se recomienda que si notas que está algo seca o se sienten incómodos porque no "resbala" bien, el uso de un lubricante a base de agua les puede sentar muy bien, éste puede ser con o sin sabor. Esto lo digo porque la saliva no es un buen lubricante, de hecho, se seca y luego puede despedir un olor desagradable. Ambos se van a sentir más cómodos con el lubricante en esta actividad.

Entender el área y cómo se siente es un parteaguas. Es, más o menos, de uno o dos centímetros y tiene forma de frijol.

Puedes identificarlo del resto del canal vaginal porque puedes sentir partes más rugosas de la piel, unos 3 a 7 cm en la parte de atrás de la entrada frontal de la vagina. Se encuentra del mismo lado de su vientre. El punto G es sencillamente una serie de tejido erecto, lo que explica por qué una mujer tiene que estar excitada para que la sangre corra en esta zona.

Puedes encontrarlo al insertar dos dedos y hacer el gesto de "ven" al doblar y estirar los dedos. El lubricante hará su trabajo para ubicarlo más rápido, ya que todo estará más suave y accesible. Nota su reacción. Si ella parece tener ganas de orinar, vas por la ruta indicada y de que lo estás activando, esto no es orina, simplemente es una sensación pasajera.

Un tema importante aquí para que se sienta cómoda con esta interacción, es hacerle saber que no te vas a asustar, enojar o burlar si llega a orinarse. Tú no tienes problemas con eso. Es relevante que lo hagas, ya que las mujeres son muy sensibles en este tema.

Quizás haya que cambiar la forma en que estimulas el punto G. Si ella expresa no sentir algo, puedes cambiar la velocidad, más rápido y luego lento.

Igual puedes cambiar de poca a mucha presión, siempre con delicadeza. Puedes cambiar la forma en que la tocas, en vez dar golpecitos, aplica un masaje suave en la zona, mover en círculos, de lado a lado o lamer hacia afuera. Al igual que con el clítoris, cada movimiento puede tener una reacción diferente.

. . .

Usa tu otra mano en el monte de venus, justo arriba del hueso púbico, y masajea de forma suave la parte donde crece el vello. Esto puede potenciar la sensación. Sentarse o hacer presión en su estómago puede ser una buena posición, ya que añadimos una presión extra en la pared vaginal.

Si nada de esto parece funcionar, puedes realizar una estimulación del clítoris. Ciertamente no será nada malo y, aunque no logren el orgasmo del punto G, todas las caricias adicionales van a sumar para la intensificación del orgasmo del clítoris. Las mujeres dicen que cuando existe el estímulo complementario de ambas zonas, eyaculan.

Mueve tu posición para estimular el punto G si no consigues una reacción o si ella siente muchas ganas de orinar.

El punto G puede ser muy sensible como si fuera el clítoris, si es estimulado de forma directa.

. . .

En este caso, abre tus dedos un poco como para ponerlos a las 11 y a la 1 en un reloj imaginario, en vez de que ambos estén a las 12.

Usen posiciones sexuales que favorezcan la fricción del punto G.

Un ejemplo de esto puede ser la mujer con la espalda sobre la cama y tiene una almohada elevando su trasero, la posición del perrito y con tu mano la estimulas desde la parte de atrás, o que la mujer esté encima, ya que ella aquí posee libertad de movimiento y ubicar el punto G ella misma. Otra posición es que ella lleve las piernas a los hombros, así puede levantar su pelvis fácilmente o poner almohadas debajo, para que el pene pueda llegar más a fondo y logre hacer contacto con el punto G. Si se alinean correctamente, el ángulo de sus caderas le permite al pene frotarse casi directamente contra la pared vaginal frontal y presionará el punto G en cada embestida.

Recuerden que, en una relación sexual, ambos pueden ayudarse mutuamente.

La mujer puede ayudar a que se logre el orgasmo

en el punto G si presiona su abdomen bajo hacia abajo, mientras que el hombre sigue trabajando en el punto G y/o clítoris. Además, algunas mujeres dicen que ayuda mucho hacer una mini abdominal para ejercer presión en los músculos del vientre bajo, como si se tratara de medio sentarse.

Puedes intentar meter más de un dedo, si tu pareja se siente a gusto con eso, cuando estés buscando el punto G e intenta entrar lo más profundo que puedas, para que los nudillos puedan masajear al mismo tiempo la entrada de la vagina. Ejecuta movimientos de lado a lado y de frente hacia atrás. Si la mujer está decidida a tener un orgasmo del punto G (por lo que podría estar demasiado concentrada y quizás no conseguirlo), entonces puede ser de ayuda hacer fuerza en su músculo pélvico y contraerlo.

Esto es lo que ella puede hacer para detener el flujo de orina.

Por último, la esperanza muere al último.

. . .

De acuerdo con datos de origen científico, las mujeres logran el máximo de su sexualidad a los 30 años y después, por lo que puede ser más fácil lograr los orgasmos del punto G a esta edad que a los veinte. Se cree que la culpable de esto es el estrógeno, una hormona que puede hacer las paredes vaginales demasiado gruesas y así dificultar hallar el punto G. Después de los 30 esta hormona se reduce, por lo tanto, las paredes se adelgazan y facilita así encontrar el punto G.

Por ahora, si ella es menor de 30 años, solamente queda gozar y relajarse.

El que ambos tengan una mente abierta es muy efectivo para lograr tener un orgasmo más que maravilloso.

Siempre hay que asegurar de que se sienten cómodos en la situación y el momento, que no haya ninguna presión emocional, ni que ella te obligue a hacer todo, ni tú a que ella haga algo que no quiere. No la presiones para tener un orgasmo gigante o con eyaculación o algo similar, a veces no es posible y menos cuando existe la presión. Lo mejor es que disfruten el momento, exploren y se descubran el uno al otro, eso será bastante placentero.

Ya que hemos abarcado el punto G, es tiempo de abordar un nuevo tema que no es tan común en la vida cotidiana. Vamos a hablar de las otras zonas en la vagina que pueden causar respuestas orgásmicas.

Los otros puntos que pueden producir una sensación increíble son el punto U, el punto A, el punto P y el punto profundo. Son los otros puntos misteriosos que muchos hombres quieren conocer y conquistar, pero sólo unos cuantos lo han conseguido. Existe evidencia que indica que en estos otros puntos igual hay terminaciones nerviosas. Todo depende de qué tan lejos estén dispuestos a ir, ya que están más adentro del cuerpo femenino.

El punto U

El punto U, como ya explicamos en páginas anteriores, es la uretra y el tejido que rodea esta zona donde sale la orina. Está justo arriba de la entrada a la vagina, pero abajo del clítoris. La estimulación de la uretra no se compara a la del punto G o al clítoris, por lo que se requiere de más voluntad. Lo mejor que puedes hacer es tocarla gentilmente o hacer pequeñas cosquillas en la abertura de la uretra. Cuando una mujer eyacula, de aquí es donde emerge todo ese líquido, que no es orina. Así que no tienen nada que perder y hay mucho que ganar.

Dedícale algo de tiempo al punto U, al menos cuando te encuentres acariciando el prepucio del clítoris, los labios y el mismo clítoris. Haz unas pequeñas cosquillas cerca de la uretra y luego en ella misma de forma suave mientras también masajeas otras zonas como el clítoris o la vagina.

Si pasas demasiado tiempo en la uretra puedes causar incomodidad.

El punto A

El punto A es aquel que se encuentra mucho más lejos que el punto G y está ubicado en la pared frontal de la vagina. De forma parecida al punto G, ponerse en una buena posición con ella boca arriba es importante, como también el lubricante. Mete tu dedo e intenta llegar lo más lejos que puedas. Vas a palpar una zona como una esponja, es una sensación muy parecida a la del punto G.

Aun así, el cérvix está muy cerca del punto A, por lo que se siente un poco diferente, más redondo, firme y un poco con olor a hule. Muchas mujeres se sienten incómodas si tocan su cérvix, así que escucha cuando ella te diga que ya no y ten cuidado con empujar demasiado profundo.

Otro malentendido es que el punto A está demasiado atrás en la vagina y que es inaccesible para la mayoría de los hombres. Esto no es verdad, solamente es que desconocen la ubicación.

El punto G no está para nada profundo y puede estar demasiado cerca de la entrada vaginal, o sea unos 3 a 5 cm. Por lo tanto, sólo necesitas llegar a unos 7 a 10 cm adentro para llegar al punto A con el dedo o con el pene. El canal vaginal tiene en promedio unos 10 cm de largo, desde la entrada hasta el cérvix.

. . .

La idea aquí es que te encuentres frotando la zona, al igual que lo harías con el punto G, hasta que veas que ella empieza a lubricarse.

Cuando creas presión y ritmo, que es común cuando estimulas el clítoris, e incluso con la penetración, se puede lograr estimular esta zona. Puedes intentar un movimiento como de sacar hacia afuera si no sirve sólo acariciarla.

Algunos expertos creen que practicar la estimulación de esta zona de forma regular, como 10 minutos al día, puede facilitar la lubricación y el orgasmo.

El punto P y el punto profundo

Lo mejor es combinar estos dos puntos, porque usualmente son confundidos de forma fácil, así como con el punto A, el cual no es un punto tan profundo. En pocas palabras, te vas a acercar tanto a ambos puntos que tú o ella no van a notar una gran diferencia entre el fórnix posterior y la bolsa rectouterina o cul-de-sac. La única forma de diferenciarlos es que obviamente el punto P está después del punto A en la pared frontal y que la bolsa recto uterina está en la pared de atrás, a la que se puede acceder solamente por medio de una penetración profunda, o tal vez, de forma indirecta en el sexo anal.

Ambos son difíciles de alcanzar, a menos que el hombre esté muy bien dotado y, a pesar de esto, es más sencillo y adecuado utilizar un dildo largo o inclusive tus dedos para encontrar el sitio, al menos cuando se trata de ubicarlo. Un movimiento giratorio de tus dedos puede bastar cuando se encuentren dentro, en especial si estás estimulando el punto G o el A y el clítoris al mismo tiempo, usando el dedo índice y el dedo medio, y el pulgar en el clítoris.

Una vez que hayas dado con el lugar, puedes utilizar una posición sexual para estimularla de una forma más natural. Respecto a los dedos, haz que ella se recueste en su parte trasera o en la posición del perrito, luego usa un juguete sexual lubricado o tus dedos, ya que te dará un mejor acceso y atención. Sin embargo, algunas mujeres les basta el sexo anal para estimular su punto profundo. La postura del misionero profundo (ella doblando las piernas sobre las piernas de él) también puede ayudar, ya que el pene llega al fórnix anterior o al punto A.

Los fórnices también pueden ser una zona erógena, pero tienes que saber que, si quieres alcanzar el punto P, va a estar muy cerca del cérvix. Esto podría explicar por qué muchas mujeres aman y odian la idea de una penetración profunda.

Porque un movimiento erróneo, ir unos centímetros de más puede ocasionar que golpees con el cérvix. De hecho, el cérvix requiere estimulación para moverse fuera del camino y dar paso a una penetración más profunda hacia los fórnices, pero no es algo que sea fácil de realizar.

Así que no te sorprendas si a una mujer no le encantan las embestidas profundas que golpean su cérvix.

Algunas mujeres que usan dildos largos y rectos, dicen que es muy incómodo llegar al punto A, pero que intentar hacerlo profundo y duro para llegar al punto P es aterrador sobre todo si desconoces lo que haces. Recuerda que un fuerte golpe en el cérvix puede arruinar el momento, así que, si piensas hacerlo, es mejor empezar despacio e ir preguntando si lo siente bien.

No es mi intención desmotivarte, al contrario, puedes intentarlo, pero siempre con cuidado. Algunas mujeres señalan que, si logras encontrar el punto profundo y penetrar allá, se siente un orgasmo que dura más, como si viniera de una parte más adentro del abdomen de la mujer.

El mejor consejo que te puedo proporcionar es que uses lubricante si la vas a penetrar con un dildo o tu dedo, ya que esto previene algo de fricción. Cuando se trata de una penetración profunda, lo peor que puede pasar es la fricción, así que es recomendable deshacerte de ella con el uso del lubricante. Con esto repito que no te quedes simplemente con la penetración, combina otras cosas para lograr un mejor resultado. Estimula su clítoris, el punto G, el punto A, el punto profundo, el punto P y el punto U, todo eso está bien. Entre más la toques y explores su cuerpo el resultado será mejor, sin olvidar la principal zona erógena, el clítoris.

Hasta este momento hemos hablado mucho de anatomía y de las mejores maneras de estimular esas zonas erógenas, en comparación de las embestidas robóticas que no logran nada especial. Sin embargo, en próximos capítulos vamos a hablar de algo más importante que las zonas erógenas y los movimientos que la prenden. Es decir, de la conexión emocional y mental con la pareja.

Si ella no posee este lazo o conexión mental y emocional contigo, no va a importar cuánto sepas de anatomía femenina.

5

Sagacidad con las manos

Primero hay que hablar de lo más básico. Hay que asegurarse de tener bien cortas las uñas y sin suciedad, que no exista ningún pico o esquina con el que puedas herirla. Empieza despacio y comprueba si se siente cómoda, luego puedes ir aumentando el ritmo.

Otro detalle importante es que cuando ejerces contacto directo, este suele ser muy intenso y puede ser demasiado para iniciar por ahí, así que empieza tocando los lados y luego, de ser necesario, puedes ir sobre los puntos específicos con movimientos que van de arriba abajo. Un detalle: la técnica de arriba y abajo debe ser usada en un lado del clítoris.

. . .

La técnica del círculo es para que uses cuatro dedos en un movimiento circular, tocando el clítoris y los labios.

Procura no usar mucha presión directa en el clítoris cuando vayas empezando. La siguiente técnica es de lado a lado, usando dos de tus dedos sobre el clítoris. Sin embargo, dependiendo de tus dedos, funcionará mejor alternando estos métodos y combinándolos, al igual que si varías la presión ahí, así que experimenta y ve que le agrada más a tu pareja y qué te sale mejor a ti.

La V es cuando haces una V con tus dedos y los colocas a cada lado de su clítoris. Aplicas una presión media y luego jalas tus dedos hacia abajo y alrededor del exterior de sus labios internos (entre los labios internos y externos). El clítoris se extiende igual por debajo y dentro del cuerpo, así que será placentero para ella. Puedes seguir con el estímulo en esta zona con tus dedos mientras lames el clítoris y verás como ella lo disfruta.

Otro procedimiento es el de apretar el clítoris, un movimiento que suele ser olvidado, pero que puede generar excitación en la mujer. Todo lo que debes hacer es poner tu pulgar y tu índice a ambos lados y presionar hacia abajo y hacia adentro con suaves apretones.

El clítoris no es tan sensible como los testículos masculinos, así que puedes poner un poco más de presión si ella se siente a gusto con eso. Dale vueltas después de apretarlo para darle un efecto adicional.

Golpetear el clítoris con la punta de tus dedos es otro procedimiento que puedes utilizar. No todas las mujeres consideran esta técnica como algo excitante, pero otras sí.

Tienes que revisar que el clítoris se encuentra expuesto cuando jales o empujes los labios para atrás, de ahí golpetea suavemente la punta del clítoris con la punta de tu dedo. Sé delicado y cuidadoso, ya que, si ejerces demasiada fuerza, podría causarle dolor.

Debemos aclarar que el clítoris no es un botón ni un pene, así que no lo trates como tal. Aunque lo estimules con movimientos de arriba abajo, como a un penen, no responde tan rápido como el pene de un hombre. Si te apresuras demasiado en un masaje completo del clítoris quizás sea demasiado intenso e incómodo, y eso no es para nada bueno.

Por eso es muy importante que empieces paso a paso.

Significa pues, que comiences despacio y pongas suma atención a todas las zonas alrededor del clítoris. Al estimular estas áreas lograrás que ella vaya entrando en calor y que se vuelva más receptiva a otros movimientos, áreas como el prepucio del clítoris, el cuerpo del clítoris, los labios menores, labios mayores, la uretra y el tejido alrededor de la uretra.

Estimula la parte interna del clítoris cuando presionas hacia abajo en el abdomen bajo de tu pareja con tus dedos. Masajea la piel de uno de los lados de su vagina como si estuvieran en la posición de las tijeras. Esto hará que los labios interiores alrededor del clítoris lleguen a tocar el cuerpo del clítoris.

. . .

Pasa más tiempo con el prepucio del clítoris y con los labios menores, frotándolos de la misma manera que como lo harías al dar un masaje de arriba y abajo en el clítoris.

Igual puedes poner tu mano en su hueso púbico, usando la palma de tu mano para empujar hacia atrás la piel de su abdomen inferior, mientras extiendes tus dedos y los dejas descansar en su vello púbico.

También puedes empujar sus labios y el prepucio del clítoris cuando estén listos para lograr una estimulación más directa en su clítoris, lo que suele ser después de que ya está excitada por el taco y las caricias dadas.

Tienes que ser receptivo y reaccionar de acuerdo a la forma en la que ella se siente. Confía en sus suspiros y en sus gemidos, al igual que los cambios físicos que ocurren en el clítoris y las zonas aledañas. Cuando una mujer se excita, verás que el clítoris se expone y cuando está a punto de llegar al orgasmo se vuelve a esconder. La punta del clítoris se vuelve a meter en el prepucio cuando está lista para el orgasmo, así que empuja los labios hacia arriba para lograr un mejor contacto directo si hace falta.

También puedes notar que está preparada para tener un orgasmo cuando sientas que comienzan las contracciones en el interior de su vagina o alrededor del monte púbico o monte de venus.

Todos estos ejercicios tienen como objetivo hacer que tu pareja aprenda a tocarse y conocer tu cuerpo, qué zonas le dan placer y cuáles no, los movimientos que le encanta y los que no, aparte de generale placer.

Si eres un hombre dispuesto a apoyar a su pareja, puedes preguntarle si le gusta lo que haces o pedirle que haga esos movimientos para ti.

Si sabes usar tus dedos, el acto sexual será algo muy placentero. Saber tocarla en sus genitales, es en realidad una habilidad muy fácil de adquirir y sumamente placentera. Los dedos te sirven para estimularla y para que todo sea más accesible y se prepare para la penetración o el sexo oral.

. . .

La recomendación general es usar un toque ligero y poca presión. Es como si quisieras hacerle cosquillas con las puntas de tus dedos. Aprovecha todas las terminaciones nerviosas de esa zona para tocarla en cada parte, cada pliegue y hendidura que encuentres. Observa con cuidado sus reacciones para saber qué puntos siente más placer.

Intenta no ser tan áspero o poner mucha presión, ya que puedes lastimar a tu pareja o que no se sienta cómoda con tu tacto. Eso haría que se distraiga y no disfrute el momento, incluso puedes llegar a irritar su piel. Créeme que no hace falta mucha presión para que ella pueda sentirte.

La mayoría de las mujeres responden bien con un simple toque suave y delicado. Si ella quiere un trato más rudo ahí, es cuestión de que ambos lo conversen.

6

Sexo oral

El sexo oral, también conocido clínicamente como cunnilingus, se puede decir que es la piedra angular del placer sexual femenino. El sexo oral ha sido encontrado en vestigios de muchas culturas desde cientos y miles de años atrás. Esta práctica ha sido popular en algunas ocasiones y en otras tantas hasta se ha considerado ilegal, todo dependía del contexto y la época en la que se desarrollaba.

A pesar de ser prohibido en algunos lugares, nunca dejó de existir. Es en verdad un tema controversial, pero, en nuestros tiempos, no es rechazado por el público en general.

. . .

En los sitios donde ha sido prohibido, se han encontrado registros escritos y pictóricos de cómo se ha practicado a lo largo del tiempo y así se demuestra que la gente siempre ha encontrado una manera de explorar y probar nuevos horizontes del sexo.

La religión cristiana de finales del siglo XVIII, consideraba al sexo oral como pecado. Según la Iglesia, cualquier tipo de práctica sexual que no tenga como propósito engendrar un hijo, era un pecado. Esto siguió siendo vigente en épocas posteriores, incluso hasta hoy en día. Es posible encontrar hombres en la actualidad que piensan que es su deber engendrar hijos, por lo que no consideran para nada la satisfacción de su mujer y no usan protección.

Se puede decir que el sexo oral es un acto de conexión y de confianza entre hombre y mujer, ya que tiene como propósito único brindarle placer a la mujer en el caso del cunnilingus (en el sexo oral masculino, el propósito es el placer del hombre). Si logras hacerlo de forma adecuada, significa que entiendes las necesidades sexuales de tu pareja femenina y podrás llevarla al máximo de excitación cada vez que ambos quieran.

. . .

Muchos hombres creen que con golpetear la entrada vaginal con la lengua es suficiente, pero esto no sucede así, ni es placentero por sí solo. Esto sería poca estimulación o inadecuada.

No hay una forma que podamos llamar como correcta, ya que existen varios movimientos, ritmos y técnicas que pueden ser de más o menor agrado para la mujer. La mejor manera de averiguarlo es intentarlo y observar sus reacciones o que ella te diga lo que le gusta.

Pon atención a su forma de respirar, sus sonidos, sus movimientos y sus palabras. Puedes pedirle que te guíe y ella te indicará la zona que le causa más placer. Algunas mujeres les suele dar vergüenza o son tímidas decir lo que les agrada, o puede ser que tampoco lo sepan, así que experimenta y observa sus señales. Lo principal es que ella sepa que está segura contigo y que puedes ser de confianza.

Procura no quedarte en un mismo sitio, no presiones demasiado la lengua al inicio y los movimientos rápidos déjalos para después. El sexo oral es una tarea de más de dos minutos, a veces puede llegar a ser más largo este tiempo, así que debes considerar tu ritmo para aguantar.

Conforme vayas adquiriendo experiencia, los músculos de tu boca, los labios y la lengua se irán fortaleciendo y se te hará más fácil.

Técnicas

Besar, lamer y dar golpecitos con la lengua en el clítoris es igual de efectivo que con la mano, si no es que más, ya que la lengua posee una forma naturalmente suave, firme y autolubricante, al contrario de los dedos que pueden ser secos, y a veces pueden llegar a irritar la piel que es muy sensible.

Sin embargo, así como los dedos se pueden usar mal, la lengua igual puedes emplearla de forma equivocada, ya que se puede considerar serpentina y espeluznante.

. . .

Recuerda lo que ya dijimos, ve despacio, tómate tu tiempo. Empieza acariciando su abdomen bajo con tu boca, luego pasa al monte de venus y a los labios externos e internos, antes de llegar a su clítoris.

Una vez que hayas llegado ahí, considera tomar un ritmo que puedas mantener por varios minutos sin cansarte.

Para algunos, es útil pensar en hacer su firma con la lengua o el abecedario en cursiva. Así estarás realizando movimientos en diferentes direcciones y velocidades. Si sientes o escuchas que una letra la vuelve loca, entonces repítela.

- Succionar

Succiona y lame al mismo tiempo. Cuando ella está excitada y su clítoris se hincha con sangre agárralo con tus labios y mantenlo. Succiona mientras lames o golpeteas con tu lengua. Conforme veas que ella se excita cada vez más, aumenta la velocidad de tu lengua y el poder de tu succión. Cuando succionas suavemente, la sangre se acerca a la superficie, por lo que ayudará a inflamarse y a estar más sensible. Hazlo con mucha suavidad y despacio con ritmo.

- Enrollar la lengua

Algunas personas pueden enrollar su lengua, si puedes hacerlo, significa que puedes darle vueltas al clítoris de tu pareja con la lengua y darle un masaje lateral con la lengua. Pon el clítoris en medio de tu lengua enrollada y mueve hacia adelante y hacia atrás en el medio. Es casi el equivalente a hacerle una "garganta profunda" (darle sexo oral profundo al pene del hombre) al clítoris. Lo único que tienes que esperar es que esté realmente excitada y su clítoris se encuentre erecto.

- Tararear

Logra tararear una canción mientras estás lamiendo y succionando su clítoris. Una forma de poner más intensidad al clítoris es añadiendo una vibración adicional. No obstante, no necesitas un vibrador, ya que puedes hacerlas con tu voz Tararea suavemente usando tus labios directamente en su clítoris, luego, conforme vaya aumentando su gozo, tararea un poco más fuerte. No necesita ser una canción, puedes imitar un zumbido bajo o como gemidos tarareados.

- Figura 8

Mueve la lengua en forma de 8 de forma repetida. También puedes intentar la forma del infinito, que es un 8 en horizontal.

- Azote lateral

Mueve la lengua de lado a lado sobre la punta del clítoris.

Exige un poco de práctica, pero no te rindas. Igual puede ser demasiado para la sensibilidad de tu pareja, así que pendiente a sus reacciones. Para practicar puedes utilizar una fruta, por ejemplo, o ejercitar tu lengua moviéndola de lado a lado.

- Explosión ártica

Esta técnica consiste en aumentar el impacto del roce con un contraste drástico de temperatura con tu lengua. Para esto, succiona un cubo de hielo y luego usa tu lengua para lamer y tocar toda la zona.

- Prensa completa

En esta técnica usas tu lengua con una presión constante y uniforme. Aquí iniciarás desde la entrada de la vagina en la parte superior y luego vas subiendo poco a poco, pasarás por el punto U y el clítoris. Deja que el clítoris salga libre al final. Recuerda usar suficiente presión e ir despacio para que ella lo disfrute.

- Toda la cara

Usa toda tu cara para estimularla. Usa la barbilla para frotar la entrada de la vagina. Mientras mueves la lengua, puedes mover igual tu cabeza a los lados o de adelante para atrás.

- La la la

Este consiste en un suave movimiento como si dijeras "la la la", lo que hará un golpeteo y tu lengua se va a mover de arriba hacia abajo. Es diferente que solamente mover la lengua, así que pruébalo.

- Brisa ligera

Sopla ligeramente en su clítoris y en la entrada de la vagina para que sienta un cambio de temperatura. Eso sirve para estimular y crear una sensación placentera. Aunque seque un poco esa zona, si se excita, ella se va a mojar o tú puedes poner más lubricante.

- Víbora

Aunque mencionamos que la lengua serpentina no es la mejor, puedes intentar esta técnica y ver si le gusta a tu pareja.

Mete y saca la lengua rápidamente y golpetea su vagina en diferentes partes. Igual puedes hacer esto en su clítoris.

- Penetración con la lengua

Significa lo que es, meter tu lengua en la vagina. Puedes meterla y sacarla a cada rato o dejarla ahí y moverla en el interior. Inténtalo, quizás le guste. La sensación de la lengua caliente entrando y saliendo puede ser algo muy excitante para ella, así que pon atención a cómo reacciona cuando lo hagas.

- Lamer su ano

Si ya te ha dicho que le gusta el juego anal o el contacto en esa parte, puedes igual pasar tu lengua a esa zona. También hay muchas terminaciones nerviosas en esa parte y puede ser igual de placentero. Sólo deben asegurarse de que ella esté de acuerdo y de que esa zona esté limpia.

- Frotar su ano

Si ella está convencida en esta zona, puedes frotar su ano con tus dedos mientras le haces el sexo oral. Frota de forma circular con una ligera presión.

Igual puedes usar un poco de lubricante para que

se sienta mejor. No es igual que meter un dedo, aunque también podrías intentarlo con la lubricación adecuada.

La estimulación puede ayudar a excitarla y llevarla al máximo.

- La fuente de agua

Aquí dejarás caer un poco de agua fría o tibia sobre su pubis o en la parte superior del clítoris. La sensación ayudará a estimularla, así como el cambio de temperatura.

- La sorpresa

Se trata de realizar una estimulación en tres zonas al mismo tiempo. Lames su clítoris y el área circundante, al mismo tiempo introduce dos dedos en su vagina y tu meñique en su ano. Usa la lubricación adecuada y mueve un poco para estimular cada zona que hay. Hay mujeres que requieren más partes estimuladas para llegar al orgasmo.

- Venda en los ojos

Venda sus ojos para que tenga más atención a todos tus movimientos y aumenten sus sensaciones en sus genitales. Igual puede ayudar un poco para que se sienta menos cohibida o para agregar misterio y emoción.

- Estirarla

Puedes abrir su vagina con tus pulgares. Metes tus pulgares en la vagina y los estiras hacia los lados, mientras lames todo lo demás. Hazlo despacio y con suavidad para no herirla. Ella va a sentir algo de presión, lo que a muchas mujeres les agrada sentir. La sensación de estar estirada es algo placentero ya que simula la penetración, pero al hacerlo con los dedos no causa ningún dolor.

- Herradura

En esta técnica tu lengua estará debajo de la parte inferior del clítoris, a la derecha o la izquierda. Aplicarás algo de presión con la lengua y dibujarás una herradura o una U alrededor de su clítoris, y luego regresas la lengua para trazar en sentido inverso. Esta estimulación le suele gustar a las mujeres ya que no existe una presión directa en el glande, que a veces puede ser dolorosa, ya que es muy sensible.

- Afeitarla

Más que una técnica para el sexo oral, es una actividad erótica que estimula la vulva. Es un acto íntimo y sensual.

Como si se tratara de afeitar tu rostro, tienes que usar jabón neutro o espuma para afeitar la zona (sin que entre directamente en los genitales). Puedes usar un rastrillo o rasuradora. Tendrás un lienzo en blanco que será placentero de ver. Esta zona es delicada, así que debes extremar precauciones, y la piel es mucho más suave que la del rostro. Para ella, la estimulación que sentirá la hará lubricar.

- La O

Haz una forma de O con la boca y coloca tus labios sobre su clítoris. Succiona suavemente para tener su clítoris en tu boca y mantenerlo ahí. Por dentro usarás tu lengua para chupar, lamer y rodear su clítoris. Debes estar atento de sus reacciones para ver qué movimiento le gusta más a ella. Con esta técnica usas menos tu lengua, pero tienes más espacios para lamer. Como ya mencionamos, cuando succiones, mantendrás la sangre ahí y se hinchará para que se sensibilice más la zona.

Cualquier cosa que hagas, no te detengas.

Al igual que cuando se le practica sexo oral al hombre, el pene siente demasiadas cosas al igual que placer. La vibración del clítoris durante un orgasmo se logra al seguir con una estimulación continua, incluso cuando parezca que su cuerpo dice que no. La única manera en la que ella querrá que te detengas, es si le empieza a doler, lo cual no es tan común. De todas maneras, si ella te indica que pares, es mejor detenerte.

Te advertí que podías pasar mucho tiempo allá abajo si quieres que experimente el clímax, por lo que tendrás que practicar mucho. Será normal que te agotes las primeras veces si tardas mucho o si haces muchos movimientos.

. . .

Pero puedes cambiar de posición o de técnica para estimularla de diferentes maneras y para que te acomodes si ya te has cansado. Olvídate de si te va a devolver el favor o no, mejor disfruta del momento, ya pronto llegará tu oportunidad y de seguro que igual lo vas a disfrutar. En lo que esperas ese momento, mejor que ella sea el centro de tu atención.

Mientras tanto será intenso. Conforme se va contrayendo, ella va a querer que tú sigas haciendo justo lo que estás haciendo, no te detengas para intentar hacer otra cosa o cambiar de ritmo. No te detengas si ella tiene espasmos y está gritando. Una vez que se relaje, el clítoris volverá a estar sensible y ella tal vez necesite su propio tiempo de espera, lo que pueden ser unos minutos o segundos antes de volver a empezar de nuevo. No es tan largo como un periodo de enfriamiento, así que cuando ella esté lista, vuelve a complacerla.

Recuerda que la sangre de la mujer fluye libremente por sus tejidos después de tener un orgasmo, lo que te facilitará que le generes orgasmos múltiples. Al clítoris le agrada la experimentación, pero eso siempre debería estar en balance con un ritmo constante, es como si se tratara de una canción con su patrón repetitivo. Debes encontrar una técnica que te funcione y continúa con ella hasta que estés listo para rendirte. Esa es la razón por la que se recomienda tomarse su tiempo e ir despacio, para que te sientas cómodo todo el tiempo y dures un buen rato así. No es buena idea empezar con algo rudo que los canse a ambos.

Lo que ella puede hacer

Mientras le estás haciendo sexo oral, le puedes decir que puede jugar con tu pelo mientras tanto. Dile que te dé señales jalando tu pelo para que te indique si le gusta o no. De esta forma ella igual te estimulará el cuero cabelludo.

Igual puedes mirarla a los ojos y esperar que ella corresponda tu mirada. Es una interacción muy sensual y que denota confianza. Cuando la veas disfrutar del sexo oral, te sentirás bien con tu esfuerzo. Será una estimulación visual muy buena para ti y la confirmación de que vas por buen camino.

Si estás dándole sexo oral puedes jugar con sus pezones o decirle a ella que lo haga mientras tú la ves. Esa estimulación le va a generar contracciones uterinas y ayudará a que llegue al orgasmo.

Si quieres que te ayude en tus movimientos, dile que muevas sus caderas hacia arriba o hacia abajo, en círculos o a los lados, muéstrale el ritmo o deja que ella lo marque.

Le puedes decir a tu pareja que se siente al borde de la cama o el sillón y abra sus labios con sus manos. Esa será una vista muy erótica para ti y podrás usar tus manos para tocar otras cosas mientras le das sexo oral.

Posiciones para el sexo oral

. . .

Puedes ponerla en la mesa o sobre un mostrador. Dile que se siente en la mesa para que puedas arrodillarte frente a ella y que tu cara quede frente a su pubis. Puedes mover su trasero a los lados para poder llegar a toda la zona, mientras ella apoya sus piernas o sus pies en tus hombros.

Otra posición que puedes intentar al darle placer oral y tener un orgasmo tú mismo, es ponerla sobre la cama y colocar tu entrepierna en la esquina de la cama o poner una almohada en tus muslos. Dar sexo oral ya es una actividad muy excitante, ya que escuchas sus gemidos y pruebas sus fluidos. Cuanto te sientas muy excitado, frótate contra la esquina de la cama o contra la almohada.

La posición tradicional es muy cómoda para dar sexo oral. Ella está boca arriba en la cama, con las piernas levantadas y dobladas como intentando llegar a la cabeza. Encontrarás mujeres con mucha flexibilidad que incluso pueden tocar la cama con los pies cerca de su cabeza. Es una posición que brinda mucho acceso y es la favorita de muchos.

. . .

En una posición similar, te pones entre sus piernas mientras ella te aprieta con sus muslos. Lame su abertura vaginal de arriba abajo y penétrala con tu lengua tan profundo como puedas. Descubrirán que es muy excitante.

Ella puede estar de pie, recargada contra la pared y tú arrodillado frente a ella. Las mujeres experimentan el sexo oral de forma distinta cuando están de pie que cuando están acostadas.

La pared será su soporte mientras practicas sexo oral, y hasta le puedes decir que ponga una pierna en tu hombro para que puedas llegar a más partes.

Otra posición que le gusta a muchos hombres es cuando ella está arrodillada en la cama, con las piernas ligeramente abiertas y con los hombros y la cara recostados en la cama.

Esto le da un acceso diferente a tu lengua, ya que puedes acceder primero a la vagina.

. . .

Puedes concentrar tu atención en la entrada vaginal, mientras estimulas con tus dedos su clítoris. No olvides sus labios mayores y menores.

La posición de la lucha libre es cuando te encuentras sentado en el sillón, la cama o en una silla, con ella sentada en tus piernas viendo hacia ti. Tiene las piernas abiertas y tú entre ellas. Ella se inclina hacia atrás hasta tocar el piso para dejar expuestos sus genitales hacia ti. En esta posición, puedes inclinarte y hacerle sexo oral en tu regazo.

Otra alternativa sería ambos estar junto a un sillón o la cama, mientras ella está de pie. Tú te arrodillas frente a ella y ella sube un pie a la cama o sillón. Esto te dará más entrada a su zona íntima porque está abierta frente a ti.

Los roles invertidos son cuando tú eres el que está acostado sobre la cama, con la cabeza colgando ligeramente en el borde y ella se para frente a ti, con las piernas a los lados de tu cabeza.

. . .

Tu boca estará directamente debajo de sus genitales y ella tiene la libertad de inclinarse y tocarte, incluso hasta tu pene.

Si ella se encuentra acostada de costado, puedes seguirle tú detrás, con tu cabeza metida entre sus piernas, puedes recargarte en su muslo mientras le das sexo oral. Es una posición cómoda y relajante para ambos. Ella puede doblar la mano detrás de su espalda y tocarte mientras la saboreas.

El cofre del tesoro es cuando ella, acostada boca arriba sobre la cama, lleva sus rodillas al pecho, puede dejarlas ahí o poner sus pies en tus hombros, ya que tú vas a estar frente a ella. Los genitales quedan expuestos y apretados. Usa tu lengua con firmeza para penetrar entre los pliegues y huecos que se forman. Puedes cubrir más superficie con tu lengua y será una sensación de mucho placer para ella.

La bandeja. Esta postura es una simulación como si estuvieras comiendo una bandeja. Ella estará sentada en el sillón, recostando la parte superior de su cuerpo y apoya los pies o piernas en tus hombros.

. . .

Tú en cuclillas frente a ella con tus manos agarras su trasero para levantar su pelvis. Ahí puedes darle sexo oral como si estuvieras comiendo de ella.

7

Penetración

Es MUY seguro que casi todos los hombres sienten placer con la penetración de su pene dentro de la vagina de la mujer, pero esto no lo podemos constatar en el caso de ellas. Para las mujeres, la estimulación física y emocional es un factor muy importante para conseguir placer y demás factores que hemos visto a lo largo del libro.

Algo de relevancia en las relaciones sexuales es que, para poder gozar al máximo de ella, es que tú y tu pareja deben tener una mentalidad abierta. No importa si es una persona que conociste esa noche, una amiga con beneficios, tu novia o esposa de años, lo significativo aquí es que exista respeto, comunicación y ganas de compartir sus cuerpos con la otra persona. Tú quieres disfrutar de ella y ella de ti, los dos quieren sentir placer. El sexo no tiene que ser aburrido o monótono.

Depende en realidad de la contribución de ambos para disfrutar el encuentro y saciarse a uno mismo y a su pareja.

Ya que como hombre es muy probable que sientas placer al penetrarla, te daré a continuación unos consejos para que ella pueda disfrutar tanto como tú.

1. Estimula las zonas erógenas

Como ya mencionamos en capítulos anteriores, hay muchas zonas erógenas en el cuerpo de la mujer. En sus genitales encontrarás los distintos puntos que podemos estimular durante la penetración. Cada persona tiene su propia sensibilidad, y ella se va a sentir diferente dependiendo cómo lo hagas y dónde lo hagas. Puedes enfocarte en los primeros centímetros de la entrada de su vagina que, como ya dijimos, son los más sensibles de esta zona. Introduce la punta de tu pene varias veces para estimularla aquí. Las zonas erógenas del hombre son el glande, el tronco o cuerpo del pene y los testículos. Si encuentras una posición cómoda, puedes estimular su clítoris mientras la penetras. No olvides el perineo, que es el espacio entre la entrada de la vagina y su ano, en ti se encuentra entre los testículos y el ano. Es un área que puede ser tocada con tus dedos suavemente mientras la penetras y aumentará el placer.

2. Cambiar ritmo

Recuerda que puedes cambiar de movimientos y de ritmo, nadie quiere un robot con los mismos pasos en la cama. Si pasan tres minutos chocando sus caderas y no hay excitación ni reacción suya, es hora de cambiar. Cambia de postura, ritmo y de movimientos. Puedes alternar la intensidad y velocidad de tus embestidas, eso puede ocasionar que ella sienta mayor estimulación y tú puedas durar un poco más. Hay que tener en cuenta los ángulos de la penetración, porque ahí sabrás que zona está estimulando tu pene. Intenta modificar este ángulo para causar sensaciones distintas con la presión de tu pene, quizás puedas llegar a tocar zonas erógenas que la vuelvan loca.

3. Movimientos cortos y laterales

Los mejores encuentros son cuando tienen tiempo de disfrutarse el uno del otro. Tómense su tiempo para explorarse mutuamente y conocerse más a fondo, prueben cosas nuevas de vez en cuando. Usa tu pene para penetrarla con movimientos cortos y laterales, pero que solamente entre el glande o la punta hasta la primera parte de la vagina. Mientras tanto, ella puede realizar movimientos en forma de péndulo con sus caderas, eso hará que se sienta como un masaje y ambos estarán estimulados.

También puedes decirle que suba su cadera si se encuentra acostada, esto generará una presión extra al contraerse el músculo del pubis y del coxis y será una sensación placentera. Igualmente, tu erección será más firme desde el inicio.

4. Medio pene

Cuando penetras sólo medio pene, sentirás cómo se va construyendo la excitación poco a poco. Para ella será muy placentero porque estarás estimulando dos zonas importantes: la entrada vaginal y la pared frontal de la vagina donde se encuentra el punto G. Debes realizar este movimiento despacio y suave para que sea mucho más placentero y no se lastimen. Cuando hayas llegado a la mitad, ella va a subir sus caderas o aprieta los músculos vaginales, luego retira su cadera de golpe y lo vuelven a hacer a un ritmo lento. Conforme vayan acostumbrándose a este movimiento, pueden aumentar el ritmo y hacerlo más intenso. Esta es una buena forma de mantener control sobre tu eyaculación y permanecer excitados los dos.

5. Movimientos alternados

Para estos movimientos tienes que conseguir una penetración profunda y lograr que los dos se queden inmóviles, sin mover las caderas. Una vez allí, ambos se relajan y contraen los músculos pélvicos varias veces. Pueden intentar cambiar de ángulo o la dirección para hacer un movimiento similar al de un masaje, así sentirán las presiones y sensaciones diferentes. La idea en general es que los movimientos vayan alternados, para que primero se presione una zona y luego se relaja, de ahí otra zona y así sucesivamente.

6. En 3 tiempos

En esta técnica, ella es la que asume el mando de la penetración para conseguir el máximo placer y que no se lastime. Pueden recurrir a la posición sexual del deleite (ella sentada con sus piernas alrededor de tus caderas) o la de la fusión (tú acostado boca arriba y ella sobre ti de rodillas). La penetración se hace en tres tiempos: primero tu pene llega hasta el fondo de la vagina con un movimiento suave y directo, nada brusco, luego el pene llega a la mitad de la vagina, y al final, el pene sale casi por completo para regresar al fondo otra vez. Sigue repitiendo los pasos. Se pueden estimular zonas erógenas diferentes si se cambia el ritmo. Experimenten y vean qué les causa más placer. Si ella así lo desea, puede contraer los músculos vaginales para tener mayor placer.

7. Estimular el punto G

Como ya hemos visto, este es un punto erógeno de la mujer. Elijan posiciones sexuales en las que sea más fácil llegar a este punto.

Es más sencillo si ella va encima y toma control del ángulo y la velocidad para estimular la pared vaginal frontal. Lo mismo hará presión en el clítoris o puedes estimularlo de forma externa con tus dedos (ella igual puede hacerlo). Lo más recomendable es que primero introduzcas tu pene a la mitad para evitar la fractura del pene o que se salga. Después ella se inclina hacia atrás y se deja caer lentamente sobre ti y que apoye sus manos en tus piernas para tener más control sobre el movimiento.

. . .

Cuando ella está reclinada hacia atrás, ocasiona que se ejerza una presión del pene sobre el punto G en cada penetración.

Es bastante normal que a las mujeres les guste la penetración, pero suelen tener dificultades para lograr el orgasmo sólo con eso, por eso debes estimular otras zonas si quieres que ella disfrute tanto como tú. Este tema es común, pero pueden solucionarlo con la implementación de técnicas y posiciones sexuales que ambos puedan experimentar para encontrar un placer mutuo.

Si bien no debes olvidar sus demás zonas erógenas, recuerda que el clítoris es tu mayor aliado a la hora de penetrarla.

Ya sea que tú lo estimules con tus manos o que ella lo haga o que la postura lo permita que se estimule con tu pelvis. Ya que el clítoris es la parte más receptiva del placer de una mujer y para cualquiera que tenga vagina, es recomendable que lo estimules para que ella logre alcanzar un buen orgasmo. Si no lo consiguen, no hay por qué preocuparse. El 76% de las mujeres necesitan estimulación continua del clítoris para garantizar su orgasmo.

Recuerda que te mencionamos que la única función del clítoris es dar placer, así que no desaproveches esta oportunidad. Por lo general, se consigue estimulando el glande del clítoris, aunque puede ayudar si estimulas el prepucio y presionas entre los labios mayores y menores donde se estimula indirectamente el resto del órgano. Aprendan juntos qué es lo que les gusta y descúbranse los dos.

Puede ser que para ella sea demasiado sensible, por lo que tendrás que recurrir a una estimulación más indirecta, o quizás puede preferir una forma más directa. Dependerá de cada mujer, así que no tengas miedo de comunicarte y experimentar con ella.

Aunque la penetración va enfocada a estimular la vagina, puedes igual acceder al clítoris con el roce de tu pelvis. Por eso a continuación te explicaré unas cuantas posiciones sexuales que te serán de mucha ayuda. Una recomendación es que usen lubricante para que todo salga excelente. Si están en un entorno seco, se recomienda un lubricante a base de agua, y si están en una piscina o en la tina, cualquier zona donde se pueden mojar, es preferible el uso de un lubricante a base de aceite o silicona.

Otra recomendación es que el hombre use anillos vibradores. Este se coloca en la base del pene para estimular el clítoris cuando están pegados. Es importante que tengas en cuenta que tu pene no debe estar tan alejado de la vagina, así ella va a recibir esta vibración constante y ambos podrán tener un orgasmo al mismo tiempo. Otra cosa es que los anillos ejercen cierta presión en el tejido del pene encargado de mantener la erección, por lo que podrías llegar a tener una erección más potente, firme y duradera. No obstante, no puedes usar el anillo más de 30 minutos, ya que podría dañar el tejido de tu pene.

Posturas para estimular el clítoris

Por supuesto, el clítoris es un órgano flexible, así que no te limites con tu técnica. No tienes que quedarte simplemente con tocarla o darle sexo oral.

Algunas posturas sexuales y técnicas pueden tener éxito para que consiga el orgasmo. Por ejemplo, usa una posición sexual que cause fricción en su clítoris. La mejor manera de lograrlo es frotar tu pene erecto contra el clítoris de la mujer.

En la cucharita invertida ambos tienen la capacidad de relajarse sin tener que recurrir a posiciones raras o muy exigentes. En un día cansado nadie quiere tener que practicar gimnasia para tener placer. Ambos están acostados frente a frente, el clítoris de ella puede rozar muy fácil tu pelvis o tu abdomen, incluso puedes estimularla con tu muslo antes de penetrarla. Comienzan poco a poco y van aumentando la fricción al mismo tiempo. Notarán cómo aumenta el placer y la conexión al estar cara a cara.

La posición de la vaquera es la favorita de muchos por ser cómoda y efectiva. El hombre está tumbado boca arriba y la mujer se puede sentar en el pene. Ella mueve sus caderas adelante y hacia atrás, imitando el movimiento de montar algo como un caballo o un toro mecánico. En esta posición, el clítoris rozará con tu pelvis y así se estimula.

. . .

La mujer debe intentar no alejar demasiado su clítoris de tu abdomen para siempre tenerlo estimulado.

Para eso se recomienda un lubricante, ya que puede haber algo de irritación.

En la variación de la vaquera invertida es la misma posición, pero ella ahora estará viendo hacia tus pies, tú le ves la espalda. Ella puede intentar cerrar sus piernas alrededor de unas de tus piernas mientras presiona su clítoris contra tu muslo. Ahí se moverá hacia adelante y hacia atrás.

En la posición del Tetris, ella está recostada de uno de sus lados, mientras tú te encuentras en cuclillas entre sus piernas. La pierna de abajo va a quedar entre tus muslos, y la otra la puedes poner al lado de tu cadera para que puedas tocar sus nalgas o estimular esa zona. La penetración se facilita y puedes acceder al clítoris con el muslo o con tu mano.

La posición del misionero es de las más practicadas, es considerada un clásico o la básica. Si quieres llegar a estimular el clítoris tendrá que hacer una variación. Pégate lo más que puedas a ella para rozar su clítoris con tu pelvis, puedes ponerle una almohada en su espalda baja para levantar su pelvis un poco más. También ayuda si ella dobla las rodillas ligeramente.

Otro cambio de esta postura es el misionero arrodillado. Ambos se arrodillan frente a frente en la cama, con sus genitales alineados, y la erección del hombre empuja contra el clítoris de ella.

En la postura del perrito, el hombre usa su pene para entrar por detrás o se puede estirar para frotar el clítoris de su pareja con la mano.

8

Éxtasis mental

A VECES PUEDE SER difícil para una mujer conseguir el orgasmo, ya que se trata de una conexión mental y emocional con quien se encuentra practicándolo, así como la emoción que surge de esa conexión. Sin embargo, si la mujer no se siente cómoda, segura y respetada, no logrará conseguir el orgasmo por estar bajo esta presión y preocupada por esas cosas. Incluso los hombres pueden sentir un orgasmo más intenso cuando existe una conexión mental y emocional entre él y su pareja.

Los orgasmos mentales serán una herramienta muy útil conforme crezcas y tus genitales ya no tenga la misma fuerza y potencia, por ahí de los 60 o 70 años de edad.

. . .

Puedes entrenarte para conseguir un orgasmo mental, no importa si eres hombre o mujer.

Esto se debe a que éstos son muy poderosos y te pueden dar la misma sensación eufórica de la eyaculación.

Aunque el orgasmo mental es algo opcional para los hombres, ya que siempre pueden llegar a un orgasmo, las mujeres tienen que aprenderlo si quieren una vida sexual más placentera. No se trata de amor o romance, sino de meterse por completo en la experiencia de una conexión emocional con otro ser humano.

De hecho, algunas investigaciones científicas recientes sugieren que el orgasmo en sí, es un proceso de origen mental que desencadena uno físico. Muchas personas dicen ser capaces de llegar a tener un orgasmo de forma mental sin tener que tocarse, penetrarse o sin fricción de ninguna clase. La teoría indica que todo se debe a un procedimiento químico en el cerebro, ya que los centros del placer en el cerebro de una mujer que se imagina o piensa llegando al orgasmo, muestra el mismo nivel de actividad que cuando una mujer es estimulada de forma física y lo consigue. Estos centros que muestran dicha actividad, no hacen lo mismo cuando una mujer finge un orgasmo.

Ese estudio concluye que el orgasmo es un proceso mental único y diferente para cada mujer, ya que requiere de varios detonantes emocionales que la ayudan a llegar a este estado.

Sobre la fricción física se piensa que los factores físicos que incluye el ambiente romántico o sensual, pueden ayudar a una mujer a llegar al orgasmo porque son estímulos que ella percibe y dan origen al proceso mental del orgasmo.

Ella decide de manera consciente si quiere permitirse empezar y continuar el orgasmo, ya que su cuerpo le ayuda a su mente a lograr la excitación.

Además, cuando una mujer se viene, el síntoma físico del orgasmo sucede de la misma manera, sin importar que actividad la lleve a la estimulación de las zonas erógenas, la tensión de la pelvis, a la contracción de los músculos pélvicos, a la liberación de tensión y el aumento del ritmo cardiaco, respiración y presión sanguínea.

. . .

Estos igual se pueden notar, aunque una mujer se lleve pensando en el orgasmo, el proceso mental desencadena las acciones físicas.

Incluso las personas que han tenido daños y lesiones en la médula espinal han llegado a experimentar orgasmos, aunque no hayan usado sus genitales, según un estudio realizado en el 2006.

Entonces podemos decir que el orgasmo es mental. Todo esto tiene la finalidad de que reconozcas que una mujer no va a llegar a tener un orgasmo, sin importar que tan bueno seas, si tiene una resistencia subconsciente a este placer. Ella va a impedir que se activen estos desencadenantes y su mente no podrá llegar al orgasmo, por lo que tampoco podrá conseguir el orgasmo físico.

Ahora que entiendes esto, si aplicas presión a una zona erógena, ella sentirá placer.

Es similar a cuando te tocas el pene y sientes placer, para ella sería tocar esas zonas erógenas que ya explicamos. No obstante, el orgasmo tiene que ver con perder el control y olvidarse de todas las inhibiciones.

Por esta razón es muy difícil hacer que una mujer llegue al orgasmo si la obligas, ya que ella no estará comprometida con la experiencia.

Las causas más comunes para que una mujer no tenga esta conexión con su pareja y el momento son las siguientes:

- Cuando duda de ella y tener ansiedad
- Falta de fe y confianza en
- Presión por llegar al orgasmo y ansiedad de rendimiento
- Miedo y desconocimiento respecto al sexo, orgasmo y las zonas erógenas
- Temor a perder el control
- Problemas de distinto tipo en la relación

Así que manos a la obra, lo primero que debes asegurarte es que ella confíe en ti, esté preparada para disfrutar el momento y que no exista una resistencia en el subconsciente de que tú las estimules. Tú papel es ayudar que consiga el orgasmo, no eres tú quien la hace llegar.

Ella por su parte, tiene que tomar una decisión si se siente lo suficientemente cómoda para llegar al orgasmo. Esto no quiere decir que haya un sentimiento romántico de por medio o una confianza profunda. Pero tiene que haber cierta confianza contigo y el ambiente, saber que puede dejarse caer en ti y dejar que dé inicio el proceso mental del orgasmo.

Tu tarea entonces es el de crear un ambiente cómodo para los dos, nada que la asuste, hacerla sentir incómoda o que llegue a pensar en cosas que no son sexys. Dale la seguridad de que contigo todo estará bien y demuéstralo.

Debe ver que te encuentras feliz y satisfecho si ella tiene un orgasmo con sus términos, que no pasa nada si rechaza cierto requisito y no tiene por qué hacer algo que no quiere.

. . .

Si ella no tiene esta confianza en ella misma, generará ansiedad por su rendimiento y no se sentirá cómoda para llegar al orgasmo. Quizás quiera, pero no pueda.

Así pues, tu labor es asegurarte de que ella se sienta a gusto con su cuerpo tal y como es, que tenga la confianza que su personalidad es sexy, que no posea inseguridades respecto a su sabor, su olor o cómo se siente al tacto, que ella reconozca que su voz y personalidad están bien así, y, sobre todo, que ella esté emocionada por llegar al orgasmo y que se sienta muy segura de que no te vas a reír, burlar, minimizar o avergonzar por cualquier cosa que ella cometa.

Puedes tranquilizarla hablándole y haciendo cosas. Dile que es buena en todo, que te agrada su olor, sabor y su comportamiento. Todos tenemos un poco de consciencia respecto a nuestra cara cuando estamos en éxtasis, pero debes apaciguar sus miedos. Exprésale que se ve sexy con verdadera intención, haciendo contacto visual y sintiéndote con confianza.

En el plano físico mientras la tocas seguido, tienes que darle la impresión de que te estás divirtiendo y no te sientes frustrado o impaciente. Haz sonidos de placer, demuestra tu excitación sexual y recurre a tus instintos primitivos para tocar y acariciar su cuerpo, que se dé cuenta que la deseas. El sexo es una situación donde debes hacerla sentir apoyada, no insegura ni jugar ningún tipo de juego mental.

Uno de los principales argumentos que las mujeres expresan que se sienten inseguras con ellas mismas es la imagen corporal. Muchas de ellas, casi la mayoría, tienen inseguridades respecto a su cuerpo, y más específico con sus órganos sexuales, su sabor, olor y cómo se ve. Quizás piensan que su clítoris o sus labios son muy grandes o muy oscuros, que poseen mucho vello púbico o que deberían oler a rosas. No existe algo mejor que el olor natural de una vagina limpia y saludable. Pero cuando piensan en eso, se bloquean para lograr el orgasmo.

Puedes tranquilizarla al gemir o hacer un elogio de su vagina cuando la veas o pruebes, o sólo demostrar que te gusta mucho estar allá abajo. Ella debería estar más segura y tranquila.

Si a pesar de estar en un ambiente seguro y cómodo, que ella confía en ti y en ella misma, no puede conseguir un orgasmo, pueden recurrir a juguetes sexuales u otras cosas para lograrlo. No hay que tener miedo por intentar cosas nuevas. Si todo ha fallado, pueden acudir con una sexóloga para que les proporcione consejos o haga una revisión física.

Otro factor que puede estar impidiendo que obtenga un orgasmo, son las hormonas y la edad. Pero muchas pueden solucionar este problema con terapia hormonal cuando ya están más cerca de la menopausia.

Otra razón puede ser que ella (o tú) está tomando antidepresivos ISRS, ya que estos generan una disminución de la intensidad de los orgasmos o volverla incapaz de sentirlos (en el caso del hombre podría llegar a la disfunción eréctil). Aparte de impedir la llegada al clímax, también puede inhibir el deseo sexual, por lo que ella podría perder el interés por mantener relaciones sexuales.

Si alguno en la pareja toma antidepresivos ISRS y ha vivido esto, lo mejor es acudir a consulta con un médico y buscar alternativas.

. . .

Incluso sin medicamentos, la depresión y la ansiedad sin tratarse puede ocasionar que la capacidad de la persona de excitarse se afecte, igual puede reflejarse en su falta de apetito sexual. La mente se encuentra muy preocupada y no puede relajarse para disfrutar el momento. Si esto le ocurre a tu pareja la puedes ayudar a tranquilizarse antes del acto sexual. Pueden establecer un horario en el que nadie los moleste, le puedes dar un masaje, un baño caliente, escuchar música relajante o practicar yoga juntos, lo que le sea de más utilidad. Esto beneficiará su encuentro sexual y a su relación como pareja.

9

Fetichismo, juguetes y demás

Como hemos mencionado antes, no pasa nada si quieren intentar cosas nuevas, si tú o ella quieren utilizar algún juguete o requieren de algo extra para llegar al orgasmo. El erotismo podría definirse entonces como la diferencia entre realizar el amor con tu esposa o pareja en la manera en la que siempre acostumbras, y tener sexo con la persona que te gusta contra la pared de los sanitarios después de las horas laborales. Lo que es erótico pues, es lo que no se considera normal, lo no razonable y lo que no debería de ser deseable.

Aquí podemos encontrar la fantasía, de vivir imaginando que eres el héroe o protagonista de una película o novela, o imaginar que te encuentras haciendo cosas vergonzosas, algo "desviado" o "inusual", acciones que jamás realizarías en la vida real donde hay consecuencias a decisiones arriesgadas.

A pesar de todo esto, explorar estos tabúes es lo que le realza la llama y tu imaginación, para elevar el sexo matrimonial normal a sexo caliente, atrevido y apasionado que todos envidian. Bien afirmaba un escritor y filósofo de origen francés que tenía interés en el erotismo, "si dejas llevarte este deseo erótico, triunfará sobre el tabú. El hombre se encuentra en conflicto consigo mismo. El erotismo es una actividad de búsqueda psicológica que se diferencia de cualquier simple actividad sexual… el erotismo es afirmar la vida aun en la muerte".

Aunque llegues a creer que el erotismo es un pecado o una necesidad para la evolución humana (como cuando un hombre posee o quiere múltiples parejas femeninas para la conservación de los genes), la única cosa en la que podemos estar de acuerdo es que el sexo ilícito siempre parece más emocionante que el cotidiano.

. . .

Ante esta temática, como en cualquier otro asunto que gire en torno al sexo, es importante que ambos se entiendan y comuniquen bien lo que les gusta y lo que no, establezcan acuerdos para llegar a límites deseados y nadie salga lastimado ni física ni emocionalmente.

Con énfasis señalaremos las prácticas que podrían ser un poco intensas para algunos como cuando se trata del BDSM o infligir dolor, deben tener plena certeza y confianza para que todo sea placentero. Es muy sencillo superar el límite en el erotismo, así que deben entablar un dialogo con la pareja para decir si quieren intentar las cosas y cuando quieren parar, saber que ambos están seguros en la mano del otro.

Cómo aumentar el potencial sensual

Aunque existe la posibilidad de explicar esto desde el punto de vista psicológico de la sexualidad, muchas mujeres prefieren ignorar el erotismo, aunque sea para solucionar problemas comunes entre las parejas como no tener relaciones sexuales, el aburrirse, la falta de orgasmo o de uno intenso, inexistencia de pasión o apetito sexual, y el peor, la tentación de serle infiel a la pareja para obtener esa emoción en otro lado.

. . .

No hay razón o necesidad de tener una amante, tener una relación abierta o poliamorosa para llegar a hacer las cosas más calientes o porque uno de ustedes en la pareja, se encuentra aburrido. Mejor pueden explorar el erotismo y descubrir algo nuevo con su pareja cada vez que tengan sexo. Todo lo que hace falta es tener valentía y la iniciativa para superar este tabú.

Conversa con tu pareja acerca de tus fantasías ocultas, tus pensamientos eróticos o aquellas cosas que sueles ocultar por celos o miedo a que vayas a ser juzgado. Puedes alentarla a ella a que haga lo mismo contigo. A eso llamado tabú, a esos impulsos eróticos en el fondo que quieren salir. Una forma de hacer esto es jugar una modalidad erótica y sexual de Verdad o Reto, en el que ambos revisan a detalle una lista de prácticas sexuales y dicen cómo se sienten al respecto de cada una. Esto es una muy buena idea porque la mayoría de las parejas sienten vergüenza de confesar sus secretos. El juego al menos propone que hablen y toquen estos temas, expresen su sentir, como decir que lo quieres intentar, que jamás lo harías o tal vez sí.

De esta forma podrán llegar a un acuerdo sobre las prácticas que quieren probar y van a conversar de los compromisos que harán al respecto, así como las concesiones y condiciones de aquello que no quieren experimentar. Por ejemplo, si uno de ustedes tiene la fantasía de engañar a su pareja, no tiene que pasar. Lo que pueden hacer es tener una fantasía a partir de este tabú y jugar algún juego que satisfaga esta opción como:

- Observar o leer pornografía en conjunto de ese tema
- Describir cuál es tu fantasía o la de alguien más
- Juegos de rol donde se preste una situación en la que dos amantes se encuentran

La idea es que cuando ambos involucran esta noción del tabú en sus sesiones sexuales regulares, es muy probable que ambos puedan sentir un orgasmo más placentero e intenso, en especial para el caso de ella porque tendrá una estimulación mental para conseguir el éxtasis. Así pues, presta atención y escucha lo que tiene que decir respecto a sus deseos eróticos y fantasías para ayudarle a encontrar su satisfacción. Aprovecha los tabúes y proporciónale situaciones, ideas o sensaciones eróticas. Ambos van a disfrutar de una nueva etapa en su relación.

. . .

Pueden experimentar un tabú diferente cada vez que tengan sexo a partir de lo siguiente:

- Juegos de rol
- Engañar a la pareja
- Tríos u orgías
- Sexo con un desconocido
- Sexo con un amigo o compañero del trabajo
- Bondage y control
- Dominar a tu pareja
- Causar un mínimo de dolor de forma controlada para provocar placer
- Rendirse a los deseos de tu pareja
- Plática sucia
- Ser dominado o seducido
- Fantasías de violación
- Que otros observen mientras tienen sexo
- Mirar a otras personas tener sexo
- Cambio de género o juego de rol de géneros
- Humillación
- Enfocarse en partes precisas del cuerpo (nalgas, pies, axilas, etc.)
- Usar disfraces
- Usar atuendos de BDSM

- Beber leche materna
- Perforaciones y tatuajes
- Travestismo
- Cambio de pareja

Claro que hay muchas más prácticas diferentes e intensas, así como existen subcategorías de cada fetiche. Sin embargo, es importante recordar que el erotismo no se trata de hacer algo que todos hacen o hacer lo que crees que tu pareja desea de ti. Esos caminos si se toman, guían rápidamente al desastre.

Nunca deberías de hacer algo que tú no quieras solamente para satisfacer a tu pareja, de la misma forma en la que tú no debes obligarla a hacer algo que no quiere y tú sí. Eso va a crear sentimientos negativos entre ustedes cuando el sexo en realidad va sobre la diversión y el placer.ç

Fetiches y BDSM

El BDSM y el fetichismo se han ganado una mala reputación en recientes épocas debido a que las personas creen que todo se trata de dominación y abusar de su pareja. El BDSM no trata de eso, no se trata de amarrar a alguien, golpearlo o actuar dominante y sumiso. En la base de las interacciones BDSM hay una fuerte confianza para que las personas involucradas se pongan en las manos de la otra para que disfruten el momento y nadie salga herido.

En el fondo del fetichismo existe la perspectiva única y los deseos de uno mismo. Aunque, hablando estadísticamente, los hombres poseen más fetiches que las mujeres, es importante darse cuenta que, hasta hace apenas 100 años, no se esperaba que las mujeres tuvieran estas fantasías, gustos sexuales peculiares o cualquier tipo de placer en la relación más allá de complacer al hombre. Así que es necesario aguardar y darle tiempo a ella para que se ponga en contacto con sus deseos internos. La sociedad de hoy en día es todavía algo restrictiva con las mujeres, así que dale la oportunidad de que se conozca y aprenda sobre sí misma, y, sobre todo, ve de su lado apoyándola en sus descubrimientos y respetándola.

Muestra interés cuando ella te cuente sus "fantasías prohibidas", demuestra que te excita y te emocionas cuando hace eso contigo. Tal vez sienta timidez o espera que te burles, rías o la juzgues por algo. Que ella tenga conocimiento que la idea te parece sexy y que quieres intentarlo con ciertas concesiones, de una manera en la que ambos se sientan cómodos y estén a gusto.

El psicólogo de origen francés, Alfred Binet, fue de los primeros en decir que los fetiches son el resultado de asociaciones, y que la mayoría (o todos) los fetiches vienen de un objeto o de una experiencia que tuvimos en la infancia, pero muchas veces se esconde detrás un trauma. Por esta razón podría deberse un claro ejemplo de la niña que teme ser nalgueada de pequeña, de grande puede desarrollar fetiches de nalgadas.

La verdad es que descubrir estos fetiches conlleva mucho trabajo y tiempo, en especial si tu pareja es tímida y le cuesta trabajo ser abierta respecto a experiencias sexuales anteriores. Quizás por eso, hablar de fetiches de otras personas puede ayudar, por ejemplo "lo que escuchaste" que a un amigo o conocido le gusta, hace o hizo. Estas son maneras sencillas y agradables de empezar a hablar de lo que podría ser tu vida sexual, eso si quieres hablar abiertamente de eso.

. . .

Quizás ayude a tu pareja a sacudir esos recuerdos y memorias al hablar de esas cosas raras que hacen las personas, tal vez logre dilucidar algo de su pasado que la haya excitado mucho. Eso sería un fuego adicional que puedes usar a tu favor para lograr un orgasmo más asombroso de lo normal.

La excitación mental en una mujer es como la gasolina que tiene que tener un motor para que bombee. No vayan por ahí solamente teniendo relaciones sexuales rutinarias y mecánicas. No se trata de "qué tan duro" la penetres, sino que se trata del por qué. Así se configura la mente femenina.

El BDSM y los tabúes son temas aterradores para los novicios, por eso siempre se debe ser amable, considerado y tener la mente en claro cuando estás con tu pareja para no causarle daños a futuro, traumas o alguna especie de daño físico o emocional. La comunicación y el respeto son parte fundamental de la relación.

. . .

Ahora vamos a explicar unos cuantos fetiches o actividades que pueden usar para divertirse y emocionarse durante el encuentro.

- Compartir lubricación

Cuando notes que tu pareja ya se ha lubricado bien con sus propios fluidos, puedes excitarla todavía más haciendo que pruebe su propio sabor. Para ciertas personas, el olor y el sabor del fluido vaginal lubricante es muy excitante. Después de practicarle sexo oral puedes darle un beso, para que deguste ese sabor. Igual puedes estimularla con tus dedos en sus genitales, para después introducirlos en su boca y pedirle que lo succione. Eso te puede ayudar a saber cuánto le agrada el sexo oral por el ímpetu que realice con tu dedo.

- Cachetadas o palmadas

A ciertas féminas les gusta y excita que le den una cachetada suave en la vagina, en el clítoris o, más fuerte, en las nalgas. Lo puedes hacer con tus mismas manos o con una paleta. En el mercado habrá una gran variedad de paletas con distintas formas y hechas de diversos materiales, todo depende de lo que están buscando.

- En lugares públicos

A algunas personas les encanta la idea de tener relaciones en espacios públicos. Escojan un lugar oculto como un probador, un callejón o en el estacionamiento.

Si se encuentra en un vehículo pueden hacerlo a la orilla de la carretera o en una calle solitaria. Aunque suele ser emocionante, deben tener cuidado de las repercusiones legales si llegan a ser detenidos o atrapados.

- Exhibicionismo

Tener sexo mientras alguien más los puede ver es algo emocionante, ya que es un elemento nuevo y agrega voyerismo. Algunas mujeres disfrutan cuando piensan que alguien las ve. Si no logran conseguir a alguien que quiera participar de este juego, pueden actuar un juego de rol en el que él la observa a ella o fingir que alguien los observa o hasta poner una cámara oculta en la habitación.

Juego de roles

Hay muchas posibilidades en este tipo de actividades. Demasiadas personas tienen fantasías con ciertas profesiones, personajes o les agrada la idea de que son alguien más en el encuentro sexual.

Pueden personificar a doctores, enfermeras, bomberos, ginecólogos, policías, algún artista o personaje y miles de cosas más.

Juguetes y técnicas

Aparte de los fetiches, tenemos el área de los juguetes sexuales. Muchas personas les gustan tanto, que sienten que no pueden tener un orgasmo sin la ayuda de algo "extra" como un vibrador. Puede suceder que a alguien le falte sensibilidad en ciertos puntos o quiera aumentar su nivel de estimulación mental. Varias mujeres quieren llevar estos encuentros sexuales a otro nivel y que sean más atrevidos. Existen muchas herramientas y juguetes sexuales que ayudan a mejorar la sensación del sexo, así que en la siguiente sección vamos a hacer mención de ciertas herramientas, juguetes sexuales y modificaciones genitales que usan las personas para aumentar la excitación sexual y conseguir un orgasmo más intenso y placentero.

- Posiciones

La más sencilla de las opciones es cambiar de posición sexual. El ángulo puede hacer mucha diferencia a la hora de estimular. Hay varias posiciones que requieren mayor flexibilidad, fuerza o experiencia para conseguirlas, pero intenten las que les parezca y practiquen para lograrlo.

Existe diversidad de posiciones ya sea para un mejor sexo oral, anal y el convencional.

- Usa tus dedos

Puedes masturbarla con tus dedos o también observar cuando se masturbe para generar una sensación diferente. Igual puedes introducirlos en su vagina mientras le practicas sexo oral. Pregúntale si le agrada esa sensación o si prefiere que solamente te concentres en el sexo oral, juguete o en la penetración.

. . .

Asimismo, va a depender de la presión, el movimiento y la lubricación. Puedes consultar lo que ya hemos mencionado en capítulos anteriores.

- Vibrador de lengua

El vibrador de lengua lo venden en casi todas las farmacias, ubicado en la sección de condones. Este es un anillo de goma que tiene en su interior un dispositivo pequeño, el cual puedes prender o apagar.

La idea es que vayas metiendo tu lengua en el anillo y lo enciendas para que comience a vibrar. Cuando lames a tu pareja ella va a sentir tu lengua junto con las vibraciones, lo que será muy satisfactorio. Para ti, puede llegar a ser algo incómodo y raro.

- La bala

La bala es un vibrador de tamaño más pequeño que los regulares, así que no suele ser tan invasiva. Tiene una forma de huevo o bala, y posee un cable el cual va conectado a un panel donde el controlador puede aumentar o disminuir su vibración, y cambiar la frecuencia del pulso.

Este tiene un aspecto elegante y portátil, por lo que podrás llevarlo contigo de viaje y darle placer a tu pareja mientras le das sexo oral. También puede estimular el clítoris cuando se sostiene ahí, o insertarlo en el canal vaginal.

- Dildo

Este aparato tiene forma de pene y no vibra. Existe variedad de tamaños y formas. Puedes usarlo para penetrarla mientras le practicas sexo oral, para "jugar" con ella o que ella lo utilice mientras tú contemplas. Es una de las herramientas o juguetes sexuales más antiguos usados en la historia humana.

Lo mejor es utilizar un lubricante de agua, ya que los lubricantes de silicona pueden romper o estropear los juguetes hechos de este mismo material.

- Vibrador

Es similar al dildo más la capacidad de vibrar. Esto garantiza una mayor estimulación en sus genitales y pueden enloquecerla. Revisen bien las instrucciones y el tipo de lubricante que pueden usar. Si quieres puedes probar de forma casera, hacer uso de los cepillos de dientes eléctricos en su parte de atrás.

- Gel de hormigueo

Estos tipos de geles lubricantes pueden calentar la zona, retardar la sensación, ser fríos o estándares. Suelen llamarse vibradores líquidos por la sensación que provocan. Sentirá un hormigueo y vibraciones en sus partes íntimas. Una cifra de mujeres disfruta la sensación de frío, mientras que otras las de calor y otras tantas prefieren el estándar. Pueden ir alternando de geles para ver cuál es su favorito.

La duración suele rondar los 20 minutos y algunos pueden ser tóxicos se son ingeridos, por lo que es recomendable revisar el producto antes de tener sexo oral con tu pareja. Una ventaja es que pueden usarse con preservativos y con juguetes sexuales.

- Lubricante

Siempre es buena idea usar lubricante, aunque no haya uso de juguetes sexuales, pero, si utilizarás estos juguetes, tienes que usar lubricantes si no quieres lastimarla. Usa una buena proporción, aplícalo bien en la zona, muslos, y en los pliegues de su zona íntima. La sensación es resbaladiza y va a facilitar mucho la tarea en la interacción sexual. Ambos se van a excitar con las sensaciones y tendrán un orgasmo muy placentero por toda la tensión sexual acumulada. Una parte de los lubricantes tiene según su base (agua, aceite o silicona), olor, sabor y hasta efectos diferentes. Realicen una investigación de cuáles son los que más conviene para la actividad que quieren realizar, así como los cuidados que deben tener para limpiarlos.

- Guantes de látex o de goma

Al igual que los condones, si vas a usar guantes, debes ponerte siempre nuevos y estériles, así como ayudarse del lubricante adecuado que no deshaga el látex. Al usar guantes, puedes meter y sacar tus dedos más fácilmente.

. . .

Esto es un gran aliciente para las mujeres primerizas en el sexo o quienes tienen vaginas muy apretadas, ya que las molestias disminuyen.

- Bomba vaginal

También conocidas como bomba de vacío y las hay con o sin vibrador. Es un cono o cúpula plástica conectada por una manguera a una bomba de aire manual o electrónica. Este cono va sobre la vagina. Luego vas a bombear de forma manual para extraer el aire del interior de la cúpula, lo succionará el tejido genital y llevará la sangre a la superficie. Aumentan las sensaciones y la mentalidad de hacer algo diferente y divertido.

- Bomba de clítoris

Es lo mismo que la vaginal, pero esta suele ser más pequeña y va colocada en el clítoris. Debes asegurarte de poner el succionador en la posición correcta y separar los labios para que el clítoris pueda quedar expuesto. Si es usado las primeras veces, pueden experimentar para hallar la presión y posición que más le agrade. Se puede igual poner en el capuchón del clítoris, a unos pocos milímetros o en los labios para no provocar estímulo de forma directa que pueda llegar a incomodarla.

- Pincel

Puedes agarrarlo para cosquillear su cuerpo, en especial el clítoris. La sensación es muy suave y placentera.

La versión casera sería igual un cepillo de dientes de cerdas suaves, pero éste debe estar limpio.

- Cubos de hielo

El cambio de temperatura, como ya has leído, es lo que causa placer. Puedes usar cubitos de hielo para desplazarte por todo su cuerpo, incluso en sus genitales, sin llegar a meterlos. Es una estimulación placentera y delicada, sólo no dejes el hielo mucho tiempo en un solo lugar porque puedes ocasionar quemadura de frío.

Más experimentados

Para prácticas un poco más elaboradas y desarrolladas para expertos que ya tienen alguna experiencia con juguetes, ahora recomendaremos unas cuantas cosas.

Recuerden siempre estar al tanto de los límites y capacidades de cada uno para que nadie salga realmente herido o lastimado en cualquier sentido.

- Asfixia erótica

En esta técnica tendrás que apretar ligeramente su cuello, a ciertas mujeres les agrada. Se trata de limitar su respiración con tus manos.

Es considerado de mucho riesgo por la sensación del peligro. Aunque cabe recalcar que no significa que debas ahorcar todo el tiempo. Lo mejor sería esperar que ella lo solicite. Sujetas su cuello con presión firme, pero ligera. Debes cuidar de no lastimar su tráquea. Es recomendable tener precaución, ya que ha habido casos de decesos.

- Piercing de clítoris

Hay distintos piercings y perforaciones para los genitales tanto masculinos como femeninos, y todos tienen un efecto diferente. Pueden ser verticales u horizontales. Esta lista es más larga, pero si alguno te interesa de los mencionados aquí, puedes buscar más a fondo.

- El piercing vertical que se sujeta en el prepucio del clítoris hacia arriba, de modo que logre la estimulación de éste. Es de las más seguras.
- El piercing de Diana es uno que atraviesa lo largo del clítoris de lado a lado. No suele ser tan común porque las mujeres son muy sensibles ahí y, además, la mujer debe poseer un clítoris de buen tamaño para ser perforado.
- El piercing de Venus o de Christina es vertical y va del clítoris al monte púbico, encima del clítoris.
- El piercing princesa Albertina es para las mujeres que les gusta la estimulación en la uretra, ya que éste va desde ella hasta la pared vaginal superior.
- El piercing de los labios internos o externos. Se pone uno de cada lado y pueden ubicarse en fila. No genera gran estimulación, pero las mujeres lo disfrutan como excitación mental. Puedes igual tirar de ellos (no tan fuerte), amarrarlas de ahí y pasarles un cordón y hasta cerrar la vulva como si fueran las agujetas de un zapato.
- El piercing triangular se ubica detrás del

clítoris. No es muy común y requiere de un profesional para colocarlo.

- Agujas hipodérmicas

Para las mujeres que gozan de la estimulación mental de la idea del dolor y disfrutan de él. Se introducen las puntas de estas agujas en el clítoris o en los labios externos. Se colocan en los tejidos grasos o sueltos para no dañar ningún nervio. Es muy recomendado hacer un estudio de los lugares donde se pueden introducir y que sea verificado la esterilidad del material.

- Fisting

En esta técnica complicada se trata de meter todo el puño en la vagina de la mujer, si es realizada de forma correcta, la mujer puede tener una experiencia agradable e intensa. Como se está introduciendo todo el puño las zonas estimuladas son varias, como pueden ser el punto G, el punto A y hasta el punto P y el punto profundo. No debería ser doloroso, pero sí requiere mucho lubricante, paciencia y práctica. Ir despacio es la idea sugerida si quieres intentarlo. Se comienza metiendo unos pocos dedos, para ir abriendo la abertura vaginal, poco a poco se van añadiendo más dedos hasta que puedas meter el puño entero. Muchas sesiones de práctica son necesarias para que no vayas a lastimar algún órgano interno. Cuando parezca estar lista para que entre todo, dale forma de cono a tu mano, para que entre primero la punta de tus dedos. Penetra suavemente y con lentitud, luego puedes girar la mano y aplicar un poco de más presión. Si gustas puedes estimular a la vez con la otra mano o con tu lengua su zona perianal o su clítoris. Los movimientos deben ser ejecutados lentamente a menos que ella pida algo más rápido y vigoroso. Puedes meter la mano y dejarla ahí, girarla suavemente al mover la muñeca o salir despacio.

- Bolas anales

Estos son unos juguetes sexuales que como el nombre indica, tienen forma de bolas que puedes introducir en el ano.

Suelen ser varias unidas de diferentes tamaños, aunque existen algunas que son todas del mismo tamaño, de una sola bola y cada una con su grosor distinto. Asegúrense de contar con el tamaño correcto que entre en el ano y con lo que se sientan cómodos. El lubricante juega un papel importante aquí. Inserta una bola suavemente en su ano, eso puede aproximarla al orgasmo. Si no, puedes dejarla ahí hasta que vaya a llegar al orgasmo y luego sacarlas lentamente una por una. Eso será suficiente para que la sensación sea más que increíble.

- Butt plug

Siguiendo con el juego anal, este dispositivo es un juguete pequeño que igual se inserta en el ano y ahí se queda. Muchas mujeres disfrutan de esta sensación. Existe diversidad de tamaños, estilos y formas, hasta pueden vibrar, tener joyas o simular colas de animales. Elijan el tamaño ideal que sea adecuado para el orificio anal de tu pareja, que no sobresalga y vaya a estorbar en sus actividades sexuales. Usen mucho lubricante para evitar lesiones. Ella debe estar relajada para no sentir dolor o incomodidad.

Si son primerizos, existen modelos de butt plugs que suelen ser delgados con los que se pueden iniciar.

- Atadura de clítoris

Se trata de un hilo delgado (pero no demasiado como para cortarla) que se ata en la base del clítoris para restringir el flujo sanguíneo. Se debe tener mucha precaución sobre el tiempo en el que es usado, ya que, si es demasiado, puede lastimar seriamente el tejido. Es similar a la bomba de clítoris, ya que igual hace que se hinche con sangre. Provoca una sensación entre dolor y placer de forma intensa. SI les gusta el lado oscuro del sexo, pueden probarlo, pero reiteramos una vez más, debe hacerse a consciencia y haber investigado muy bien para que nadie resulte lastimado.

- Pinzas de clítoris

Para los que gustan de un poco de dolor en el sexo, puedes poner una de estas pinzas especiales en su clítoris.

No se recomienda usar pinzas de las que se usan para ropa o de cocina, ya que éstas pueden lastimar la piel por ser de materiales rasposos. Al usar este juguete/herramienta igual puedes atar sus tobillos y sus brazos. Mientras ella permanece "indefensa" (nunca lo está obviamente, porque existe un acuerdo previo entre ustedes para detener en el segundo en el que alguien se sienta incómodo con la situación), puedes besar su cuerpo y sus pechos.

Cuando retires la pinza ella estará muy sensible y con un poco de dolor, por lo que puedes aprovechar este momento para practicarle sexo oral o estimularla con tu mano.

- Pinzas para pezones

Es muy parecido a la anterior, son pinzas para ponerle en los pezones. Es una sensación algo dolorosa que puedes aprovechar para interactuar con su cuerpo de otras maneras.

º Electricidad

Para los más experimentados existen estas varitas que emiten una pequeña descarga eléctrica en la punta, por lo que estos juguetes y técnicas son las que unen el dolor con el placer. Se puede ir controlando la intensidad. Puedes ponerlas en sus pezones, sus muslos, en los genitales o donde quieras. Lean bien las instrucciones antes de darle uso.

- Cera caliente

En el juego del dolor y placer, puedes hacer gotear cera caliente en su piel y provocar estímulos y sensaciones cuando cae. Al mismo tiempo puedes darle placer en sus genitales. Se recomienda utilizar velas de parafina sin color ni aroma, ya que las que están hechas de colores, de cera de abeja o las de gel y aromáticas tardan más en derretirse y puedes generar quemaduras más severas. Lo mejor es hacer uso de ellas a unos 20 cm de distancia para que se enfríe un poco en lo que cae. Se sugiere evitar las zonas de la cara, los genitales, los pezones y donde haya vello (a menos que ya tenga experiencia en el tema), ya que son zonas delicadas y puede ser doloroso al retirar, como en el caso del vello que se queda pegado. Deja caer las gotas en varias partes para distribuir la estimulación.

- Bondage y privación de los sentidos

Con esto me refiero a la limitación del movimiento utilizando ataduras y a la limitación de los sentidos, como por ejemplo una venda en los ojos. Amarra sus muñecas y tobillos, existen varias formas, algunas muy artísticas, por lo que pueden investigar e intentar. En la boca, existen unas bolas que se ponen ahí llamadas mordazas de bola, que pueden usar para restringir esta área, aunque algunas mujeres se distraen intentado no babear y hay personas a la que les gusta, precisamente, verlas babear. Ella estará completamente a tu disposición para que puedas jugar con ella.

Como ella te está cediendo el uso y control de todo su cuerpo, se vuelve un momento de suma confianza.

10

Un amante excelente

La gran diferencia entre ser bueno y malo en el sexo es qué tan amable eres con tu pareja. Si eres bueno tendrás a tu disposición factores como ser amable, considerado, respetuoso y saber escuchar. Quizás ser así de considerado no te haya ayudado a conseguir una cita, pero ya has estado en esa etapa y el sexo es una situación que requiere del compromiso de los involucrados. En el sexo hay que ser delicados, porque si llegas a dudar de ti mismo será perjudicial. No querrás juzgar a tu pareja por su forma de verse, su voz, su olor, su forma de actuar, nada, así como tampoco vas a querer que ella te juzgue. Cualquier comentario negativo al respecto puede dañar la confianza de la persona en sí misma y en su pareja, y será un desastre para la llama de la pasión.

· · ·

Cuando eres amable con tu pareja logras generar un entorno seguro en el que ambos se quitan tapujos y se expresan libremente sobre su sexualidad tal y como son, ninguno es humillado, no se lastiman los sentimientos, ni se asustan por ser tan entusiastas con el papel que les toca en el juego de roles. Cualquier cosa negativa podría arruinar el momento y costará mucho trabajo volver a vencer esa inseguridad.

Si ambos deciden intentar probar algo picante y atrevido, antes deben hablar mucho al respecto. Deben tener muy claro lo que quieren y sus límites. Tener una palabra clave es esencial para que le puedan hacer notar a su pareja que las cosas están yendo demasiado lejos, que se empiezan a sentir incómodos o que no están seguros de querer seguir. Esto les ayudará a marcar un límite y dar un paso atrás para volver al nivel que los dos puedan aguantar. Tú, como hombre, sé atento con ella para notar qué emociones están recorriendo su cuerpo, si se siente asustada, preocupada o incómoda antes de que te lo diga. Hay que ser observadores con su reacción.

Lamentablemente la media en general, el cine y series populares han resquebrajado la imagen del verdadero sentido del BDSM o el fetichismo consensual y la disciplina.

Esto se debe a que hacen creer que la persona sumisa debe ser dominada de toda forma y obligada a hacer cosas que quizás no quiera. Nada podría ir más lejos de la realidad.

En la vida real, la persona sumisa es la que quiere ser disciplinada, dominada y controlada. Por lo general, este rol sabe exactamente lo que desea y quiere y encuentra a una persona que sea su amo(a) o dominante que entienda de esta relación psicológica consensual del estilo de vida BDSM. El dominante será la persona que tendrá el control por el bien del juego de rol, pero la persona que se encuentra ejecutando el papel secundario tiene derecho a cambiar la dinámica si tiene miedo, si se siente herida o es demasiado.

Lo deseable es que siempre tengas consciencia sobre tu pareja y que tengas cuidado, de darle lo que ella quiere.

. . .

No tomes el riesgo de querer forzarla a practicar una actividad sexual que no le guste o que ni siquiera han hablado. Tampoco debes de ignorarla si te empieza a comunicar que algo le duele o si siente algo extraño e incómodo, en ese momento debes detenerte. Nunca le demandes tener relaciones sexuales cuando es más que obvio que ella no está dispuesta.

Anula comportarse como dominante si ella no tiene ganas de jugar. Por último, no obligues a tu pareja a cumplir tus fantasías en especial si a ella no le gustan.

Todo esto debe ser así no solamente porque eres buena persona o amable y porque te vas a perder de una experiencia que pudo haber sido fabulosa con ella teniendo un orgasmo increíble. Evítalo en serio porque de esta manera tan solo lograrás que tus futuras experiencias sexuales posibles y de toda tu relación se vean mermadas porque ignoraste sus necesidades y deseos. Al quebrar estos acuerdos terminas asociando el sexo a emociones negativas.

Cómo ser dominante o sumiso

En este tipo de relaciones existen dos roles que deben cumplirse: la persona dominante y la persona sumisa. Por lo general, los hombres suelen ser más confiados, seguros y fuertes, por lo que asumen el rol dominante, mientras que las mujeres suelen ser sumisas, las que son seducidas y deseadas por el hombre fuerte.

Este tipo de mujeres suelen desear hombres seguros de sí mismos, con confianza en ellos y que se sienten cómodos con su experiencia sexual y saben lo que quieren.

Esta masculinidad debe ser reflejada y expresada de forma externa por medio de tu comportamiento. Hablar claro y mantener la voz firme, mantener un buen contacto visual, sonreír y dar constantemente señales de aprobación, no de regaño. Debes poseer la confianza de desnudarte a ti y de desnudarla a ella, así como ser el seductor para no tener que esperar que ella te seduzca a ti. Platica con tu pareja de los términos que quieren usar para cuando te refieras a las partes del cuerpo, ya que algunas mujeres no se sienten muy cómodas hablando de forma sucia. El hombre dominante sabe lo que tiene que realizar y tiene conocimiento del cuerpo femenino, no tiene que andar cuestionando qué siguiente paso tomar después (esto en el caso del juego BDSM).

Claro que igual existirán hombres sumisos y mujeres dominantes, como también será válido hacer el cambio de rol durante el juego. Pero, en la mayoría de los casos, el hombre debe tener esta presencia y actitud de un amante confiado y completamente seguro de lo que quiere.

Conversen para aclarar sus dudas y establezcan límites. A pesar de que tu instinto te diga que le preguntes cómo va, eso no funciona cuando se trata del sexo tabú, sería romper con la fantasía.

Si quieres estar seguro que a ella le gusta y lo siente bien, busca la confirmación al hacerle preguntas de sí o no mientras le hablas sucio. Por ejemplo, "Dime que te gusta sentir mi pene ahí…". Esa es una manera de requerir la confirmación a lo que están practicando, pero se encuentra disfrazado de una orden para no romper el papel dominante.

. . .

Es necesario que estos límites queden establecidos desde antes, sobre todo en las relaciones sexuales tabú o BDSM.

Lo peor que puede suceder es "sorprender" a una mujer al hacer algo que a ella no le gusta. Por eso es esencial la comunicación antes de las relaciones. Platiquen de cosas que sí quieren probar, intentar o las que tal vez podrían o las que no, así como explicar las razones de cada una.

Ambos deben tomarse los límites con suma seriedad y respeto, porque son los derechos de ambos.

No intentes que cambie de parecer, porque solamente conseguirás que se estrese. Como ya sabes, el estrés y las asociaciones negativas son la receta para un sexo decepcionante.

A veces, simplemente ser un buen amante significa que evitas esos errores comunes y haces las cosas bien. Tal vez te sorprendas con lo sencillo que es ser buen ejemplar en el sexo con tu pareja, sólo por haber sabido tomar indicaciones y escuchado lo que ella te mencionó, por sentir lo que ella quería y por no hacer algo estúpido.

Asumir la responsabilidad

Otro tema fundamental para ser considerado como buen amante es tener en mente la anticoncepción y la prevención de enfermedades de transmisión sexual. No es una obligación de una de las partes, sino de los dos, ya que ambos pueden evitar las ETS con anticonceptivos de barrera física, así como el embarazo se puede prevenir con una barrera física o con alteraciones químicas, hormonales o biológicas.

No todas las mujeres están dispuestas o no quieren usar métodos hormonales, ya que habrá algunas que padezcan de una reacción secundaria que no quieren sufrir o simplemente es su decisión.

. . .

No puedes obligarla. También puedes usar preservativos, así que procura tener algunos disponibles a la mano siempre. Si no quieres usarlos, hay otras que pueden hacer.

En el caso de que opten por la pastilla anticonceptiva, uno de los métodos más comunes, puedes ayudar a pagar su costo. Esta tarea tiene que ser tomada desde ambas partes, así que la puedes ayudar a recordarle los horarios en que debe tomarla y hacerle saber que no está sola con esa tarea. A tener en mente y consideración es que las pastillas, no los va a proteger contra las ETS si tienen una relación abierta o practican sexo con otras personas.

Lo mismo se puede decir de los condones, si eligen esta opción. Ambos pueden colaborar para adquirirlos y verificar que siempre haya disponibles.

Cualquier "Accidente" puede terminar en un embarazo no deseado.

. . .

Y la pastilla del día siguiente sólo puede ser usada una vez cada cuatro meses o sólo una vez al año, así que extremen precauciones.

11

Errores y mitología

AL FINAL QUEREMOS HABLARTE de los errores más comunes y los mitos que mayormente vemos difundidos cuando se trata del sexo para acabar con ellos de una vez por todas. Si no quieres ser ese hombre del que todas las mujeres se ríen, tienes que evitar todo lo que veremos en este capítulo.

La peor pesadilla de todo hombre es que, después de haber presumido de tus habilidades para el sexo, asegurarle a la mujer que tendría el mejor orgasmo de su vida, y al final no lograr ni excitarla tantito. Esa mujer irá a comentar la experiencia con sus amigas y se van a reír de ese sujeto engreído que no sabe lo que está haciendo.

. . .

Muchos de los caballeros que pasan por esta penosa situación es porque no sabían lo que estaban haciendo, siguieron un mal consejo de un amigo o que hallaron por las redes sociales, porque llegaron a pensar que la pornografía era verídica o porque las otras mujeres con las que él había estado no se tomaron la molestia de decirle la verdad, de guiarlos y orientarlos y es muy seguro que hayan fingido un orgasmo para no hacerles sentir tan mal. Por el bienestar de todas esas mujeres y, por supuesto de tu persona, tienes que pedir honestidad en el testimonio de esa mujer con la que estuviste para que puedas ser el mejor en el sexo.

Como ya has leído a lo largo de este libro, cada mujer es diferente, por lo que lo mejor es cerciorarse cuáles son sus gustos y sus posibles fetiches. Tienes que usar de tu adaptabilidad con cada mujer si lo que quieres es ser mejor en el sexo, que toda mujer con la que estés, termine complacida y más que satisfecha. Existirán féminas a las que les guste el lado salvaje y alocado y otras tantas se quedarán con algo más pacífico y tranquilo.

. . .

La siguiente es una lista de mitos y errores en términos generales, lo que no funciona con las damas allá afuera y lo que no desean en un primer encuentro.

1. El típico consejo de meterle un dedo por atrás

Muchas de las chicas se van a sentir incómodas si les meten el dedo en el ano la primera vez que un hombre tiene relaciones sexuales con ellas. Así que abstente de hacerlo.

A menos que hayas hablado previamente con tu pareja sobre esta clase de gustos en particular y ella haya accedido o te haya expresado que le gustaría probarlo, de lo contrario no lo vayas a intentar.

2. Dibujar el abecedario con tu lengua

Dibujar el abecedario en el clítoris es algo que hacen los hombres que no saben qué hacer. Los ritmos y movimientos que prefiere cada mujer son variables de persona a persona. Así que usa los consejos de este libro para evitar quedar como un novato. Tus movimientos deben ser lentos y presta atención a lo que te dice corporalmente para que puedas repetir aquellos que la hicieron gozar más.

. . .

3. Hacer trompetillas en su clítoris

Esto suele ser vergonzoso e incómodo, no lo hagas. Si tu plan es estimularla con la vibración, usa un vibrador.

4. Las mujeres no eyaculan

Las mujeres lo que secretan es un líquido lubricante y también pueden liberarlo cuando son estimuladas de la forma precisa y adecuada. Hay debate sobre si este fluido es diferente de la orina o no, pero es verdad que ellas pueden liberarlo cuando se encuentran en presencia de un orgasmo. Se le conoce como squirting o eyaculación femenina. Según algunos estudios realizados, este líquido se desprende por la uretra y es distinto a la orina, tienen un cambio en su composición química que se produce durante la excitación.

5. Morder sus partes sensibles

Los genitales femeninos son una parte extremadamente sensible, así que lo mejor no es morderlos, sino chuparlos, lamerlos y estimularlos con suavidad. A menos que ella exprese que le gusta la idea de un poco de dolor en la interacción sexual, no lo intentes, y menos en la zona más sensible de su cuerpo que es el clítoris.

6. Golpetear su clítoris

Como el mito anterior, te digo que este órgano es muy sensible como para darle estímulo de forma directa con algún movimiento muy intenso. Lo mejor es concentrarse en la zona que se encuentra alrededor y darle estímulos muy suaves al clítoris o ni tocarlo, ya que algunas mujeres les puede provocar dolor.

7. Las mujeres tienen un orgasmo si les hacen sexo oral

Esto no es cierto, no es seguro que una mujer tenga un orgasmo sólo por hacerle sexo oral. Si ella no se siente cómoda, no tendrá un orgasmo. Si no la estimulas de una forma adecuada, no llegará jamás. Existen muchas razones por las cuales una mujer puede encontrarse imposibilitada de conseguir un orgasmo, así que no puedes esperar que siempre suceda. Hay multitud de técnicas y estimulaciones que puedes intentar para llevarla al orgasmo, así que no te quedes sólo con el sexo oral si éste no está dando resultados positivos.

8. Imitar la pornografía

Como mencionamos al inicio de este libro, la pornografía muestra una fantasía y por lo tanto es una mala referencia, porque está hecho para entretener y nada más.

Las personas en esos videos son actores que, en su gran mayoría, fingen orgasmos. Ninguno te va a enseñar o mostrar cómo tener relaciones sexuales con tu pareja, ya que las mujeres reales tienen gustos muy diferentes.

Además, la mayoría de la pornografía se concentra en el placer del hombre, no en el de la mujer, por lo que deberás educarte utilizando otros medios y métodos. Te aseguro que sí hay muchos recursos en línea que pueden guiarte a reconocer un aprendizaje verdadero sobre el sexo real que la pornografía.

9. La vagina huele y sabe a pescado

Esto solo sucede cuando una mujer tiene una infección vaginal, por lo que sería recomendable mejor no practicarle sexo oral o penetrarla con tu pene. El olor a pescado es producido por unas bacterias y un desequilibrio en el pH de la vagina, incluso puede ser que simplemente no esté muy aseada. Las vaginas sanas y aseadas tienen un olor y sabor muy suave. Si notas este olor, debes hacer una pausa y hablar seriamente sobre la salud de ella, ten mucha delicadeza cuando se lo comentes.

10. Soplar aire en su vagina

Si en algún lado has escuchado o leído que es buena idea soplar en el interior de la vagina de una mujer, es porque no es una fuente fidedigna y confiable. Soplar dentro de la vagina podría causar un problema de salud serio, así que evita hacerlo.

11. Poner crema batida, jarabe de chocolate o miel en sus genitales

Cualquier sustancia que entre en la vagina, que no sea específicamente para eso como el semen, lubricante o agua limpia, puede provocar infecciones y enfermedades.

Las sustancias que tienen azúcar, como la crema batida y similares, pueden causar hongos, así que no los pongas en los genitales. Si quieren jugar con este tipo de cosas, pueden ponerlas en otras zonas de su cuerpo. Si quieres darle sabor a su vagina cuando le des sexo oral, existen en el mercado productos especiales que son seguros y hay de gran variedad.

12. Usar juguetes raros

A menos que lo hayas platicado antes con ella, no la sorprendas con juguetes sexuales u objetos raros. Si te parece interesante usar un consolador enorme, quizás a ella le parezca un intento de abuso, así que mejor háblalo con calma y que ella sea la que elige qué juguete usar.

13. Pellizcar su clítoris

Los pellizcos suaves son buenos si a ella le gusta un poco de dolor en el sexo, pero no es algo que todas las mujeres suelen apreciar. El clítoris es una zona sensible, por lo que sería mejor aplicar o utilizar algún movimiento suave.

14. Hablarle sucio

Si lees la sección de fetiches de este libro, te darás cuenta que no a toda mujer le gusta que le hablen sucio.

. . .

Cualquier comentario negativo sobre ella y su cuerpo puede generar un sentimiento de cohibición, se avergüence o se enoje, reacciones que harán que ella ya no quiera tener sexo contigo.

15. Tener las uñas largas

Las uñas largas pueden lastimar el tejido sensible de los genitales femeninos, así que es mejor mantenerlas cortas y pulcras para el encuentro sexual.

16. Platicar mientras tienen sexo

Si no quieres matar el ambiente sensual y de pasión que existe alrededor, no te pongas a hablar de las cuentas que hay que pagar. Si van a conversar, que sea algo sexy, sensual, o palabras amorosas si están en ese tipo de relación.

17. Con animales en el cuarto

Es muy incómodo que te encuentres teniendo relaciones sexuales, cuando de repente, se asoma tu perro o gato para ver qué hacen. Evitar cualquier tipo de interrupción ya que puede matar la pasión por completo.

. . .

18. Masturbarse al inicio

Como habrás aprendido en el capítulo de las zonas erógenas que no son los genitales, sabrás que es muy importante estimularla a ella antes de acercarte a sus genitales. Si llegas a tocar su clítoris o su vagina y ella está seca, será doloroso e incómodo. Tampoco será muy apasionante si llegas de forma inmediata y directa a tocar sus genitales, aunque sea con lubricante. Recuerda el poderoso factor de la estimulación mental para facilitar el orgasmo.

19. Dejarse la barba y el bigote

Si tienes barba y/o bigotes descuidados o apenas se encuentra de forma incipiente y están creciendo los vellos faciales, puede ser algo que le estorbe e incomode si le haces sexo oral. Los vellos de tus rostros pueden provocar o causar una irritación de algún tipo si no son suaves o no están recortados, en especial si tus vellos son gruesos, pueden llegar a sentirse como agujas en su piel.

20. Burlarse de los gases

. . .

Cuando una mujer tiene un orgasmo o está cerca de sentirlo, todos los músculos de esa zona se contraen y experimentan una relajación de forma simultánea. Esto puede ocasionar que ella libere algún gas. No hagas burla de la situación o ningún comentario al respecto, es algo natural. Sigue con lo que estabas haciendo.

21. Burlarse de los gases vaginales

Estamos en secuencia respecto al anterior. Cualquier cosa que salga de la vagina puede dejar algo de aire atrapado ahí. Cuando ella realiza un movimiento, puede provocar la salida de este aire ocasionando que se escuche como si fuera un gas normal. Un gas vaginal o queef sólo es aire atrapado. Al igual que en el caso anterior, no hagas comentarios ni te burles. Lo mejor es ignorarlo y seguir con la actividad.

22. Dormirse

Esto es de los peores puntos que pueden pasar. Si estás cansado, mejor deja la actividad sexual para otro día. Esto puede suceder si estás muy agotado o has consumido bebidas alcohólicas. Si te duermes, ella podría molestarse mucho y no querer nada contigo en un futuro.

· · ·

23. Hacer la posición del "69"

Esta posición no suele ser tan divertida como se cree. No va a ser tan fácil disfrutar el orgasmo si ella se está ahogando con tu pene, mientras tiene tus testículos colgados en su cara o si está concentrada moviendo la cabeza. Lo mismo para ti, no disfrutarás del orgasmo si estás concentrado tratando de darle placer. En cualquier caso. Alguno tiene que detenerse para poder tener el orgasmo y disfrutarlo como se debe.

24. Seguir estimulándola después del clímax

Después de que ella haya tenido un orgasmo, la zona del clítoris femenino queda demasiado sensible. Lo mejor es esperar unos segundos antes de continuar. Observa su reacción cuando la vuelvas a tocar, si ella da un brinco o se aleja, todavía no está lista, pero si ella gime y se acerca, significa que puedes seguir adelante.

25. No importa lo que consumes

Claro que sí importa. Todo lo que ingieres como alcohol, fumar, alimentos muy salados o dulces, todo eso va a influir en el sabor de las secreciones. Así que, si sabes que vas a tener sexo en el día, presta atención a la piña, el pepino y el apio, porque pueden darles un sabor más fresco a tus secreciones.

26. Apretar sus "gorditos"

La mayoría de las mujeres tienen una inseguridad muy grande respecto a sus cuerpos o son muy autoconscientes de ellos. Por esta razón no es buena idea pellizcar sus gorditos, ya que ella puede sentirse insegura y no podrá concentrarse en disfrutar de la experiencia. Mejor acaríciala, tócala y bésala.

27. Tener sexo en casa de los familiares

Si tienes sexo en lugares en los que no están seguros de no ser interrumpidos puedes tener un problema de distracción. Es terriblemente incómodo tener sexo en la casa de tus padres o sus padres y tratar no hacer ruido, que no los descubran o escuchen y luego les empiecen a hacer bromas.

Consejos

Por último, quiere asegurarme de brindarte estos consejos para que seas el mejor amante posible para tus parejas, que realmente puedan expresar que eres una leyenda del sexo.

Se trata de presentir lo que ella quiere y evitar los errores más comunes.

No pienses que ella de la nada va querer tener relaciones contigo sin importar el lugar y en cualquier situación. Hace falta generar una atmósfera adecuada en la que los dos estén seguros y excitados, para que ambos puedan divertirse. Quizás haga falta ver una película juntos o empezar a tocarla y acariciarla, tal vez decirle cosas que le agradan.

Coquetear es algo que casi nunca falla. Porque en este sentido te encuentras jugando igual con la conducta y el comportamiento de ella, para que vayas recibiendo información de sus gustos, su carácter y su personalidad. Es una buena manera de ir conociendo poco a poco a la mujer y quizás te deje ver intenciones más directas y candentes.

. . .

Si ya ha llegado la hora de tener sexo, no vayas directo a sus genitales. Recuerda que debes estimularla y excitarla mentalmente y físicamente, para eso consiste el juego previo. Igualmente tienes que esperar a que ella se encuentre lubricada y excitada para que puedas tocar sus genitales sin lastimarla. Y si quieres que ella tenga un orgasmo legendario, lo mejor es que primero logres un orgasmo en el juego previo para que llegue a ese momento sensible y preparada. Nada de prisas.

Es un error si ignoras su lenguaje corporal y sus palabras.

Aunque tengas una estrategia y tus movimientos bien planeados, siempre debes poner atención a sus reacciones para ver qué le gusta. Muchos hombres cometen el error de exagerar sus movimientos y técnicas para hacer que ella se excite. La realidad es que tienes que ser capaz de adaptarse e improvisar según las necesidades y deseos que ella requiera.

Si las cosas parecen no salir como esperabas, no te enojes o frustres. Recuerda la confianza que en ti debe yacer y controlarte. Si quieres de verdad complacerla, ten paciencia y cambia de técnica. Hay muchas cosas que puedes intentar antes de rendirte. Aunque ella se ría, te diga que no le gusta o rechace tus fantasías, olvídate de todo eso y sigue la corriente, eso si no quieres arruinar el momento. Si de plano no te agrada su actitud, puedes dejar pasar la oportunidad.

No esperes que ella se comporte como tu actriz porno favorita, como una experta en el sexo o que ella tome el control. Cada mujer es diferente, pero, si algo es seguro, es que ninguna va a actuar como si se tratara de una película pornográfica solamente para complacerte.

Ella no quiere que la maltraten o le falten el respeto, no puede adivinar las fantasías que quieres vivir ni tus fetiches. Cualquier cosa como esta debe ser discutida con antelación para establecer un acuerdo. Así es la vida real, así que será normal que ella se niegue a varias cosas que traías en mente o considerabas normales debido a la pornografía.

Como mencionamos antes, nunca debes hacerla sentir mal por su forma de ser, su cuerpo o la forma en la que se comporta o la manera en la que tiene un orgasmo.

Cada mujer va a reaccionar de forma diferente, hará caras distintas y gemirá de maneras diversas. Nunca te burles de eso y mejor complácete con su forma peculiar y única de sentir.

Nunca la obligues a tener más de un orgasmo si ella no quiere. Es verdad que ellas pueden tener más de uno, pero no se trata de presionarla. Después de un orgasmo dale tiempo para que pueda volver a la carga o, si ella ya está satisfecha con un largo e intenso orgasmo, tal vez no quiera echarlo a perder con alguno otro que vaya a decepcionar o quizás simplemente ya ha quedado muy sensible. Ella puede decidir cuándo ha sido suficiente para su cuerpo.

Conclusión

Nos encontramos viviendo una época en la que tenemos acceso a mucha información, tanto buena y positiva como mala y mediocre. No siempre podrás tener acceso a conseguir las mejores fuentes de información, lo que nos puede llevar a pensar y creer cosas que no son ciertas o son lo más correcto. Muy probablemente para desgracia de muchas personas y hombres como en el caso que nos compete, la información disponible y la más sencilla de conseguir es pésima. Existe una gran variedad de portales pornográficos en internet que tan sólo desvirtúan la imagen de las relaciones sexuales. Aparte, generan una expectativa demasiada alta respecto a las mujeres, las maniobras que pueden hacer, que eyacularán tan fácil, que son capaces de aguantar embestidas y la lista sigue siendo más larga. No tienes que ser un experto para entender

Conclusión

la importancia de cómo funcionan las cosas en la sexualidad y la respuesta orgásmica de las mujeres.

El encuentro sexual es una interacción íntima entre dos o más personas. Debe existir una buena comunicación entre todos los involucrados para asegurarse de que todos lo están pasando bien. Si estás con una mujer y quieres que ella sienta uno de los mejores orgasmos que tendrá en su vida, tienes que prestar atención a sus necesidades y deseos, la forma en la que reacciona cuando la tocas y estimulas.

Con este libro ya sabes mucho más del orgasmo femenino y que en gran medida depende de ella, cuando se siente cómoda y segura, por ejemplo. La estimulación será muy importante para que ella vaya construyendo y acumulando la excitación y tensión necesaria para luego liberarla en el orgasmo. Entre más estimulación, más alto llegará a ser su nivel de excitación y tensión y, por lo tanto, un orgasmo más liberador. Volvemos a recalcar la importancia del apartado mental. Si tu trabajo y tu juego es sobresaliente, tendrás asegurada una victoria en forma de placer en los orgasmos de ella y los tuyos. Es la base de estas relaciones, un buen cimiento que sin duda te llevará a provocar sensaciones jamás antes experimentadas.

Conclusión

Claro que ayuda a comprender la anatomía femenina, pero al final del día, lo más importante siempre es qué tan bien comunicados están. Igual sirve en el sentido de que sabrás y conocerás dónde y cómo tocar, sobre todo para evitar cualquier herida que pudieras llegar a causarle. Ambos tienen un trabajo para realizar mano a mano y tener una experiencia diferente y placentera en la que los involucrados terminan más que satisfechos con el resultado y el desempeño.

Nada de eso se trata de instinto o suerte, sino de práctica y mucha comunicación. La constancia y si pones a prueba lo que has aprendido, verás frutos y logros en muy pronto tiempo. Recuerda pedir de forma honesta su testimonio, para ir fortaleciendo tus puntos débiles. Poco a poco irás moldeando tu actuar con las mujeres y aprenderás algo nuevo en cada sesión. El aprendizaje nunca termina en estos temas, siempre hay algo nuevo que descubrir y experimentar. Todo esto engloba si quieres ser un verdadero amante experto, alguien de quien hablen de forma positiva, si quieres ser el maestro del sexo. Aprovecha cada encuentro para disfrutar la oportunidad de complacerla y llevarla al orgasmo, ya que cada mujer y cada encuentro será diferente.

www.ingramcontent.com/pod-product-compliance
Lightning Source LLC
LaVergne TN
LVHW021717060526
838200LV00050B/2715